O
RUMO
INESPERADO

EMMA HEMING WILLIS

O RUMO INESPERADO

COMO RECUPERAR A FORÇA, A ESPERANÇA E SE REENCONTRAR NA JORNADA DO CUIDADO

Tradução
Rita Paschoalin
Cláudia Mello Belhassof

2ª edição

BestSeller
Rio de Janeiro | 2025

TÍTULO ORIGINAL
The Unexpected Journey: Finding Strength, Hope, and Yourself on the Caregiving Path

TRADUÇÃO
Rita Paschoalin
Cláudia Mello Belhassof

PROJETO DE MIOLO
Abreu's System

CIP-BRASIL. CATALOGAÇÃO NA PUBLICAÇÃO
SINDICATO NACIONAL DOS EDITORES DE LIVROS, RJ

W696r

Willis, Emma Heming
O rumo inesperado: como recuperar a força, a esperança e se reencontrar na jornada do cuidado / Emma Heming Willis; tradução Rita Paschoalin, Cláudia Mello Belhassof. – 2. ed. – Rio de Janeiro : Best Seller, 2025.

Tradução de: The unexpected journey
ISBN 978-65-5712-543-4

1. Técnicas de autoajuda. 2. Cuidadores - Psicologia. I. Paschoalin, Rita. II. Belhassof, Cláudia Mello. III. Título.

25-99506.0 CDD: 158.1
CDU: 159.922

Carla Rosa Martins Gonçalves – Bibliotecária – CRB-7/4782

Texto revisado segundo o novo Acordo Ortográfico da Língua Portuguesa.

Impresso no Brasil

ISBN 978-65-5712-543-4

Para Mabel e Evelyn — minhas estrelas-guia, minhas fontes de luz, minhas maiores professoras. Seu bem-estar, sua alegria e suas risadas são minha bússola e me motivam a seguir em frente mesmo quando a rota parece incerta. Que este livro seja uma lembrança de que até as jornadas mais desafiadoras podem ser encaradas com coragem, amor e apoio de uma comunidade.

Para Bruce — o coração de minhas viagens, o eco de meus passos, um amor que resiste a todos os desvios do trajeto. Seu espírito é meu companheiro constante. Sou eternamente grata a você.

E a todo parceiro que se tornou cuidador e está a bordo dessa viagem inesperada — que você encontre conforto na certeza de que não está só, força em uma comunidade ao seu redor e esperança nos momentos de silêncio que sussurram em seu ouvido: "Você é mais forte do que pensa." Este livro é para você.

Sumário

Nota aos leitores

As informações contidas neste livro, incluindo percepções da autora e contribuições de especialistas, têm propósitos informativos e não devem ser vistas como orientações médicas.* Este livro não substitui aconselhamento médico, diagnósticos ou tratamentos.

Consulte sempre um médico, seu ou da pessoa sob seus cuidados, antes de tomar qualquer decisão relativa à saúde, inclusive decisões que envolvam medicamentos, tratamentos, rotinas diárias ou outros fatores. Quaisquer alterações dessa natureza devem ser feitas sob a supervisão de um profissional de medicina qualificado.

Este livro não tem o objetivo de substituir a orientação, o diagnóstico ou o tratamento desenvolvido especificamente para cada paciente. Decisões de caráter médico e de cuidados com a saúde devem ser tomadas apenas sob orientação de um profissional capacitado.

---

* Ao fim desta edição, incluímos uma página com recursos médicos e instituições voltadas ao público brasileiro, com o objetivo de apoiar quem está vivendo a jornada do cuidado e busca maneiras de oferecer mais qualidade de vida a seus entes queridos, seja se informando sobre tratamentos, seja cuidando de si para melhor atender às necessidades de sua pessoa amada. Essas informações foram compiladas pela editora com o objetivo de oferecer ao leitor brasileiro algumas possibilidades de recursos disponíveis no país. [*N. da E.*]

Apresentações

Quando Bruce, meu marido, recebeu o diagnóstico, nós saímos do consultório médico de mãos vazias: sem respostas, sem um plano, sem qualquer orientação sobre o que fazer em seguida. Eu sei que muitos de vocês já passaram por essa mesma situação traumática e se viram forçados a decifrar uma nova e avassaladora realidade por conta própria. Espero que este livro possa ser uma tábua de salvação.

Nos anos que se seguiram ao nosso diagnóstico — sim, *nosso*, pois essa é uma doença que afeta toda a família —, eu montei uma rede de especialistas de confiança que tem me ajudado a ser a melhor cuidadora possível. O conhecimento, a sabedoria e o apoio deles têm sido inestimáveis, não só para os cuidados com Bruce, mas também para meu próprio bem-estar. Ao longo deste livro, além de ler partes de minha história como cuidadora, você ouvirá a voz desses especialistas, cujo discernimento tem feito toda a diferença em minha jornada. Espero que suas orientações lhe proporcionem a mesma sensação de apoio e conforto e que façam você se lembrar de que não está sozinho nessa.

Dr. Daniel Amen, fundador da Amen Clinics e autor de vários livros, incluindo *Mude seu cérebro, mude seu corpo*.

Dr. Borna Bonakdarpour, membro da American Academy of Neurology [Academia Americana de Neurologia], professor de neurologia no Departamento de Neurologia da Feinberg School of Medicine, na Northwestern University, neurologista cognitivo/comportamental e pesquisador de neurologia cognitiva e doença de Alzheimer no Mesulam Center, na mesma universidade.

Dra. Pauline Boss, professora emérita da Universidade de Minnesota e autora de seis livros, incluindo *Loving Someone Who Has Dementia: How To Find Hope While Coping With Stress and Grief* [Quando se ama alguém que sofre de demência: Como encontrar esperança em meio ao estresse e à tristeza, em tradução livre].

Katie Brandt, mestre e diretora de serviços de apoio a cuidadores na Unidade de Distúrbios Frontotemporais do Massachusetts General Hospital.

Dra. Danielle Cornacchio, psicóloga clínica infantil e diretora da WaveMind Clinic.

Diana Shulla Cose, fundadora e diretora executiva da Lorenzo's House.

Patti Davis, autora de 13 livros, incluindo *Floating In The Deep End: How Caregivers Can See Beyond Alzheimer's* [Flutuando nas profundezas: Como cuidadores podem ver além do Alzheimer, em tradução livre] e fundadora do Beyond Alzheimer's, um grupo de apoio para familiares e cuidadores de pacientes com demência e doença de Alzheimer.

Dra. Annie Fenn, médica especialista em clínica médica, chefe de cozinha e autora de *The Brain Health Kitchen: Preventing Alzheimer's Through Food* [A cozinha do cérebro saudável: Como prevenir o Alzheimer por meio da alimentação, em tradução livre] e fundadora da escola de culinária Brain Health Kitchen.

Anne Front, terapeuta familiar, assistente social especializada em cuidados paliativos avançados.

Dra. Nadine Gaab, professora associada de educação em Harvard.

Megan Graham, mestre e especialista em infância e vice-presidente dos procedimentos de pesquisa na Private Health Management.

Dr. Richard S. Isaacson, fundador e diretor da Alzheimer's Prevention Clinic [Clínica de Prevenção ao Alzheimer] na Weill Cornell Medicine/ NewYork-Presbyterian, a primeira do tipo nos Estados Unidos, e diretor de pesquisa no Instituto de Doenças Neurodegenerativas em Boca Raton, Flórida.

Ty Lewis, ativista, educadora, especialista em demência e cuidadora da própria mãe.

Lauren Massimo, ph.D., enfermeira e membro da American Academy of Neurology, professora de enfermagem na Universidade da Pensilvânia e codiretora do Centro de Degeneração Frontotemporal da Pensilvânia.

Dr. Bruce Miller, um dos maiores especialistas em demência frontotemporal, eminente professor de neurologia na Universidade da Califórnia, em São Francisco, e diretor da Global Brain Health Initiative.

Kathleen Murphy, mestre e terapeuta familiar; terapeuta particular que supervisiona oficinas presenciais mensais, além de fundadora e diretora clínica do Breathe Life Healing Centers, em Los Angeles.

Dra. Kellyann Niotis, diretora de pesquisas para a prevenção da doença de Parkinson e da demência com corpos de Lewy no Instituto de Doenças Neurodegenerativas e em sua Fundação para Pesquisa e Educação em doença de Parkinson e Alzheimer.

Dra. Yolande Pijnenburg, professora de demência precoce do Centro de Alzheimer de Amsterdã, no Centro Médico da Universidade de Amsterdã, na Holanda.

Habib Sadeghi, osteopata, cofundador do Entelechy Medical & Dental Community Center, centro de saúde integrativa sediado em Los Angeles.

Arlene Schollaert, mestre em Assistência Social, diretora dos serviços de apoio familiar do Amazing Place, em Houston, Texas.

Dr. Bill Seeley, professor de neurologia e patologia no Memory and Aging Center [Centro de memória e envelhecimento] e diretor do Neurodegenerative Disease Brain Bank [Banco de doenças neurodegeneraticas do cérebro], ambos na Universidade da Califórnia, em São Francisco.

Tali Sharot, diretora do Affective Brain Lab, em Londres.

Teepa Snow, especialista no cuidado de pacientes com demência, consultora na Faculdade de Enfermagem da Duke University e fundadora do Positive Approach to Care.

Dra. Wendy A. Suzuki, decana na Faculdade de Artes e Ciência da Universidade de Nova York, professora de neurociência e psicologia na mesma universidade, especialista de renome internacional em saúde mental e neuroplasticidade.

Introdução

Quando transitamos por terrenos desconhecidos, é bom ter a companhia de um guia — algo ou alguém capaz de interferir e traçar uma rota pelos trechos mais difíceis, ajudando-nos a encarar a incerteza com coragem e a encontrar clareza em meio ao caos, enquanto nos mostra o caminho. Mas, às vezes, a vida nos coloca em situações nas quais nós nos tornamos esse guia — sem qualquer aviso, somos lançados para o apavorante desconhecido.

Quando Bruce foi diagnosticado com demência frontotemporal (DFT), me vi em uma jornada sem mapa, sem bússola, sem qualquer senso de direção. Na consulta na qual recebemos o diagnóstico, o médico limitou-se a me dar um panfleto — sim, apenas um panfleto — e falou para voltarmos em alguns meses. Foi isso. Eu estava desnorteada, apavorada, sem saber o que fazer ou para onde ir. Dizer que eu me senti sozinha seria um eufemismo.

O que eu queria, de verdade, era um guia, alguma ajuda para percorrer essa jornada desconhecida com confiança e discernimento. Eu precisava de mais do que informações médicas sobre a doença de Bruce; precisava ter certeza de que, com o tempo, encontraria meu ponto de equilíbrio. E precisava que alguém me dissesse uma das verdades mais surpreendentes para os cuidadores: o mais importante que você pode fazer pela pessoa amada é cuidar de você mesmo. Desde então, aprendi que priorizar meu bem-estar é essencial, não apenas por Bruce, mas por nossas duas filhas pequenas, Mabel (que tinha 10 anos na época do diagnóstico) e Evelyn (com 8 anos na época), porque elas precisam de mim tanto quanto ele.

Até o momento, percorri boa parte dessa estrada (e ainda a estou percorrendo), mas ela demanda tempo, energia e recursos, o que, bem sei, nem toda família tem o privilégio de dispor. Neste livro, compartilho o que aprendi até então, para que você possa ter alguma orientação ao longo do caminho.

Antes, contudo, algumas ressalvas. Não sou médica, profissional de saúde nem especialista. Não tenho todas as respostas, nem sou uma cuidadora familiar superinformada que sabe tudo sobre cuidar de alguém. Sou apenas uma pessoa como qualquer outra, uma esposa e mãe, enfrentando a caminhada com emoções verdadeiras em tempo real. De certa forma, ainda estou no olho do furacão, sempre me preparando para a próxima notícia ruim. Faço o melhor que posso para cuidar do marido que tanto amo enquanto crio nossas filhas, que, agora, têm 13 e 11 anos.

Não estou compartilhando em retrospecto — estou caminhando ao seu lado. Ainda estou aprendendo, ainda estou vivendo tudo isso. Não há um dia em que a vida pareça normal. Na verdade, nem lembro o que é normal. Tem dias em que me sinto presa em um pesadelo, fico esperando a hora de acordar. Meu estado natural ultimamente é de preocupação, medo e ansiedade, além da tendência a transformar tudo em catástrofe — emoções que, se eu permitir, podem me dominar. Aprendi a conviver com esses sentimentos, a reconhecê-los sem deixar que me consumam. Por isso, me sinto mais leve hoje do que naqueles primeiros dias, quando o sinal de alerta em minha cabeça tocava no volume mais alto. Além disso, encontrei esperança.

Ao longo dos últimos anos, ciente de que eu precisava tornar essa trajetória sustentável, fui atrás de algumas das vozes mais confiáveis no âmbito do cuidado e da demência. A orientação, o conhecimento e a compaixão dessas pessoas foram essenciais na formação da parceira cuidadora que sou hoje. O aprendizado a que tenho tido acesso é valioso, e eu sabia que não podia guardar tanta informação só para mim. Cuidadores precisam de todo apoio possível, e foi então que a ideia de escrever um livro começou a tomar forma.

Senti que escrever este livro seria uma forma importante de retribuir e algo de que Bruce se orgulharia, pois ajudar os outros sempre foi um de seus valores fundamentais. Compartilhar nossa experiência é uma maneira de honrá-lo e de oferecer o conforto e a orientação que eu gostaria de ter tido no início. Espero que ele sirva como uma espécie de mapa, que fortaleça e traga conhecimento a você nessa jornada de cuidador familiar, trazendo pequenos momentos de epifania que vão ajudá-lo a seguir em frente. Acima de tudo, compartilho essa parte de minha história para que outros tranquilizem-se ao saber que não estão sozinhos.

Sei que partes deste livro podem despertar debates ou disparar gatilhos. As pessoas sempre têm opiniões variadas, às vezes mais opiniões do que experiência de fato. Também sei que algumas pessoas acham que não me qualifico como uma cuidadora "de verdade", já que tenho condições de contratar ajuda externa. Tenho plena consciência de minha posição privilegiada. Ter ajuda profissional é muito diferente de fazer isso por conta própria, sem qualquer apoio. Já estive nas duas situações — principalmente no início, quando eu não sabia o que havia de errado com Bruce e tinha muito medo de conversar com alguém ou de admitir que precisava de ajuda. Nenhum contexto de cuidado é igual. Sei por experiência própria como essa caminhada pode ser especialmente desafiadora, não importa qual seja sua configuração.

Eu testemunhei a facilidade com que os sentimentos de uma pessoa cuidadora podem ser desconsiderados ou minimizados pelo simples fato de ela ter ajuda. Mas cuidar é cuidar. Não é porque você tem ajuda que a experiência fica menos dolorosa; a carga emocional permanece. Espero que este livro contribua para mudar essa narrativa e traga mais compaixão à conversa. É urgente que paremos de fazer comparações e de competir uns com os outros. O que importa é incentivar e apoiar o próximo cuidador que se encontrar nesse papel, seja por escolha ou circunstância.

Este livro é uma combinação de minha experiência pessoal como cuidadora familiar e de recomendações bem-fundamentadas para que você cuide de si durante todo o tempo em que ocupar esse papel tão difícil e de alta demanda emocional. Antes do diagnóstico de Bruce, eu já tinha ouvido a metáfora que vem de quando as aeromoças dão orientações de segurança antes da decolagem: "Em caso de emergência, coloque a máscara de oxigênio primeiro em você, antes de ajudar outra pessoa." Eu achava que ela só se aplicava à criação de filhos, mas aprendi que é uma metáfora essencial também quando se é uma cuidadora.

Sei que seu dia é estressante e difícil. Que você já se desdobrou em mil e já foi para todos os lados, mas a verdade é que não é possível cuidar de quem você ama sem cuidar de si mesmo.

Aprendi isso da pior maneira. Com tanta coisa acontecendo e tantas incertezas, cuidar de mim parecia a última coisa à qual dedicar meu tempo. Só de ouvir alguém me perguntar se estava me cuidando eu já ficava toda engatilhada e logo tentava mudar de assunto. Eu me lembro de pensar: *Como você espera que eu consiga fazer isso, cacete?* Quando eu me lembro disso, contudo, vejo que gostaria de ter começado a me cuidar mais cedo. Isso teria me ajudado a pensar com mais clareza e a me sentir menos ansiosa e sozinha em relação ao peso gigantesco que carregava. Espero que, com este livro, você também perceba a importância de se cuidar e se dê conta de que olhar para si não é um ato egoísta, mas sim de autopreservação. Nada funciona se quem cuida não for cuidado também. Estas páginas existem para dar a você a permissão para priorizar o próprio bem-estar, algo muitas vezes difícil para os cuidadores.

Embora minha história tenha como foco a DFT, este livro é dedicado a todos que cuidam de alguém com qualquer tipo de demência. Aqueles que cuidam de pacientes com outros problemas de saúde também podem tirar proveito da leitura. Obviamente, nem tudo vai se aplicar ao seu caso. Mas se você conseguir obter qualquer informação, por mínima que seja, uma faísca de inspiração ou um breve momento de conforto destas páginas, então o livro terá cumprido com seu propósito.

Pouco tempo atrás, assisti a um documentário chamado *Like Harvey Like Son*, [Tal Harvey, tal filho, em tradução livre], sobre o ultramaratonista Harvey Lewis III, que desejava bater um recorde correndo a Trilha dos Apalaches, um trajeto com mais de três mil quilômetros de distância e que atravessa 14 estados norte-americanos. O filme mostra a ação dos bons samaritanos que deixam *coolers* com lanchinhos e bebidas em lugares estratégicos por onde trilheiros e maratonistas costumam passar. Eles chamam isso de "magia da trilha" e isso dá aos trilheiros e maratonistas um incentivo extra, mostrando-lhes que outras pessoas se importam com seu bem-estar e acreditam no que eles estão fazendo.

Quero que esta obra seja uma espécie de "magia da trilha" durante sua travessia, porque eu me importo com você e acredito no que está fazendo.

Sendo assim, o que esperar dos capítulos deste livro?

- **Entendendo o cérebro em transformação:** a demência pode ser avassaladora, e, nesse capítulo, você vai aprender por que entender o que está acontecendo ajuda ter uma compreensão melhor do comportamento de quem você ama. Essa clareza pode facilitar a aceitação, reduzir o estresse e permitir que você faça planos para o presente e o futuro. Para mim, se ater à realidade da situação foi um primeiro passo vital que fez com que eu sentisse que tinha mais controle da situação.
- **Crie uma comunidade e faça conexões:** dizem que é preciso uma aldeia para cuidar de uma criança, e o mesmo se aplica a outros tipos de cuidado. Nesse capítulo, falarei de como se cercar de outras pessoas que estejam em uma situação semelhante à sua. Essa rede pode lhe ajudar a se sentir menos sozinho e mais bem compreendido, além de oferecer informações e conhecimento valiosos vindos de quem já passou por isso. Comunidade e conexões são alguns dos pontos positivos dessa experiência.
- **Encontre tempo para você:** nesse capítulo, insisto no fato de que se cuidar não é uma opção, e sim uma necessidade. (Há até estudos que provam isso.) Cuidar de si vai fazer com que você cuide melhor de alguém e é, de verdade, a única maneira de seguir por essa jornada involuntária sem se perder mental e fisicamente. Não é egoísmo, é autopreservação.
- **Dê atenção à saúde do seu cérebro:** na condição de pessoa cuidadora de um paciente com demência, você tem maior risco de entrar em declínio cognitivo, logo, é importante manter seu cérebro saudável. A boa notícia é que nunca é tarde demais para pensar em seu cérebro, e todos os pilares da saúde cerebral beneficiam o restante do corpo, tanto física quanto mentalmente. Implementar esses cuidados é mais fácil do que você pensa. Nesse capítulo, você encontrará dicas e orientações para cuidar da saúde do seu cérebro.

- **Espere uma ampla gama de emoções:** é comum que cuidadores sejam vistos como seres de paciência infinita, entes abnegados que são admirados quase como heróis e dotados de resiliência inabalável. Assim, quando nos deparamos com desafios e enfrentamos emoções conflitantes, nos vemos como pessoas ruins ou fracassadas. Nesse capítulo, reconhecemos que cuidadores são humanos e que todas as emoções — as boas, as ruins e as não tão belas — são válidas. Eu gostaria de ter me dado conta disso antes, em vez de me torturar e de me sentir culpada ou confusa diante das emoções mais difíceis.
- **Parentalidade durante os cuidados:** se você desempenha o papel de cuidador enquanto cria os próprios filhos, você está tendo dois dos trabalhos mais difíceis que existem. Esse capítulo fala de como passar por essa experiência, quer você seja parte da "geração sanduíche" e cuide de um pai ou mãe e de seus filhos ao mesmo tempo, quer cuide de seu cônjuge ou parceiro. Os comportamentos que você adota e o modo como fala com seus filhos podem ter um grande impacto na experiência deles.
- **Pedindo ajuda:** como você vai ler com frequência nas páginas a seguir, cuidar de alguém não é uma missão solo e, em algum momento, você vai precisar de ajuda. Isso não quer dizer que você falhou com a pessoa amada; na verdade, a coisa mais carinhosa a se fazer é garantir que as necessidades dela sejam supridas, o que inclui receber assistência, de modo que você possa retomar o papel especial na vida dela.
- **Permita que amigos e familiares cuidem de você:** uma das partes difíceis de cuidar de alguém é ser alvo do julgamento, dos comentários e das opiniões alheias, ainda que bem-intencionados. Isso aumenta o estresse de uma tarefa já bastante estressante, em especial porque parceiros cuidadores tendem a ficar muito vulneráveis e sensíveis. Aqui, falaremos sobre como lidar com os julgamentos e os comentários constantes. Incluí uma seção direcionada a seus amigos e familiares para que você possa ensiná-los as melhores formas de oferecer ajuda sem que precise dizer uma palavra.

- **Reformule a jornada:** ainda que você não tenha se tornado cuidador por opção, é possível escolher o modo de aceitar e reformular sua experiência, e é isso o que discutiremos nesse capítulo. Como consequência dessa escolha, você pode descobrir os lados positivos de algo tão desafiador. Prometi que a DFT não nos colocaria, a mim e a minha família, no fundo do poço, e mudar de mentalidade tem sido uma forma de honrar essa promessa. Por mais que a situação me faça sofrer todos os dias, assim como ocorre com tanta gente, ela tem me revelado uma força que eu não sabia que tinha. Não devemos disfarçar nossa resiliência, mas sim reconhecê-la.

Ao longo de todo o livro, você também encontrará partes de minha história como cuidadora de Bruce, não para alimentar matérias sensacionalistas ou fofocas de tabloides, mas porque acredito no poder das histórias pessoais de nos conectar e nos ajudar a aprender e crescer juntos. O ato de compartilhar alimenta o espírito de comunidade, a esperança e a inspiração, tudo muito importante para nos curarmos e seguirmos em frente. No início, hesitei em contar minha história em um livro. Mas escrever tem me trazido algum alívio e me ajudado a processar boa parte do que guardei por tempo demais. Sempre que ouço que alguém superou uma tragédia, lembro-me de que posso seguir em frente, mesmo quando tudo ao redor parece me dizer o contrário.

A única maneira de oferecer essa perspectiva é por meio da lente de minha experiência com Bruce. E por isso vou começar por nossa história de amor. Ainda que essa parte do livro possa parecer diferente de sua experiência, acho importante honrar nosso amor e nossas filhas, partindo de um lugar de afeto e ternura, porque foi como nossa história começou.

ALGUMAS OBSERVAÇÕES

- Leia este livro da forma que melhor funcionar para você. Você pode ler do início ao fim ou fora de ordem, concentrando-se primeiro nos capítulos que parecerem mais relevantes para o momento que está vivendo. Escrevi os capítulos de modo que cada um possa funcionar por si só. Além disso, sinta-se à vontade para fazer anotações nas margens, sublinhar trechos (adoro fazer isso quando leio para retomar informações importantes depois) e visite meu site — emmahemingwillis.com —, onde eu elaboro ainda mais alguns elementos do livro.
- Ao longo destas páginas, é possível se deparar com ideias repetidas diversas vezes. Fiz isso de propósito, para garantir que você receba informações abrangentes, caso esteja lendo os capítulos fora de ordem. Eu gosto quando ideias centrais são repetidas e reforçadas, porque a vida de quem cuida é sobrecarregada, e é difícil manter o foco. Se você também se sente assim, espero que esses lembretes lhe sejam úteis.
- Uso as palavras "parceira cuidadora" e "cuidadora" de modo intercambiável. Prefiro "parceira cuidadora", um termo que me tocou quando me foi apresentado por Teepa Snow, especialista no cuidado de pacientes com demência, consultora do curso de Enfermagem da Duke University e fundadora da Positive Approach to Care (PAC) [Abordagem Positiva do Cuidado]. Ela diz:

    > Ainda que muitos estejam familiarizados com o termo "cuidador", nós preferimos "parceiro cuidador". A razão para essa escolha é a mudança sutil na base de nossa filosofia, a ideia de que estamos dando apoio a alguém que vive com demência. Estamos ajudando essa pessoa a fazer coisas ou fazendo coisas *com* ela; não fazemos coisas *para* ela. O relacionamento vem em primeiro lugar, estamos nisso juntos, somos parceiros. Nós fazemos o que

fazemos, no fundo, com a permissão dela, de certa forma.

Para mim, como esposa, o ato de cuidar de meu marido parecia me afastar dele, e eu não estava pronta para isso. Eu queria continuar sendo sua parceira. O termo "parceira cuidadora" me mantém próxima e alinhada com ele em nossa jornada.

- Você também vai ver que uso os termos "pessoa amada" e "ente querido" de modo intercambiável, porque Bruce é minha pessoa amada e é meu ente querido. Contudo, reconheço que nem todo cuidador está lidando com alguém com quem tem uma relação muito próxima. Inclusive, é possível que você esteja cuidando de um indivíduo de quem você nem gosta ou com quem tem um relacionamento complicado, e isso por si só já traz sua própria carga de desafios. Nesses casos, sei que as palavras "pessoa amada" e "ente querido" podem não ter o mesmo efeito.

UM

Bruce: Uma história de amor

A vida é curta. Viva sua vida ao máximo.
Aprecie cada momento, cada hora, todos os dias,
porque num piscar de olhos tudo pode acabar.

BRUCE

Antes de entender que o cérebro de Bruce estava mudando por causa de uma doença, eu passava a maior parte do tempo confusa. Ainda bem que eu sabia quem ele era de verdade; caso contrário, não sei se teria sido capaz de manter nosso casamento.

Não consigo especificar quando exatamente começou, é tudo muito nebuloso, mas, em algum momento, nosso relacionamento ficou estranho. Recordávamos de certas conversas de um jeito diferente e nossa comunicação parecia muito truncada. Às vezes, eu pensava: *Ele está falando sério? Será que ele está fingindo? Ou eu estou ficando louca?* A desconexão era sutil, mas cada vez mais frequente.

Com o tempo, minha paciência começou a se esgotar. Eu vivia chateada com Bruce, mas ao mesmo tempo sabia que nada era mais importante para ele do que eu e nossa família, então achava aquele comportamento muito esquisito. Mas ele não tinha nenhuma queixa, e seu médico não havia me alertado de nenhuma preocupação com a saúde de Bruce, portanto presumi que estava tudo bem.

Digamos que eu fosse mesmo *conversar com o médico dele, o que eu diria?*, eu me perguntava. *Que tinha notado uma diferença abstrata e intangível em meu marido? Será que ele acreditaria em mim, ou acharia que eu só estava exagerando, reclamado demais?* (Tempos depois, eu descobri que muitos parceiros/cônjuges se sentem dessa forma, e por isso demoram a procurar um médico.) Eu mesma não conseguia colocar em palavras o que estava percebendo, então como poderia descrever a situação para outra pessoa? Além disso, eu morria de medo de me consultar com outros especialistas porque, é claro, queria proteger Bruce e resguardar nossa privacidade.

Dizer que foi uma época difícil, confusa e solitária não chega nem perto de descrever o que vivi.

Embora eu não tivesse certeza do que estava acontecendo, uma coisa era evidente: aquele comportamento era atípico. Além de ser um homem muito eficiente e funcional, desde que nos conhecemos Bruce sempre tinha tomado as rédeas de nosso relacionamento, e eu me sentia bem seguindo seus passos. Ele fazia os planos e comandava o navio de nossas vidas. Essa foi uma característica sua que sempre me atraiu.

Conheci Bruce em 2005 por intermédio do meu personal trainer, Gunnar Peterson. Minha carreira de modelo estava no auge, e os famosos treinos de Gunnar em sua academia particular, em Beverly Hills, mantinham meu corpo em forma para o trabalho. Um dia, depois de me exercitar, eu estava indo para o meu carro e vi, de longe, Gunnar conversando com duas pessoas. Acenei. Em vez de acenar de volta, ele me chamou:

— Emma, quero te apresentar ao Bruce e ao Stephen!

Droga, pensei. Eu estava suada, morrendo de calor e sem vontade de conhecer gente nova. Mas Gunnar sempre foi ótimo em conectar pessoas e apresentava todo mundo que ele conhecia. Eu não tive escolha, a não ser me aproximar.

Depois de uma breve apresentação, troquei apertos de mão com Bruce e Stephen Eads (um dos melhores amigos de Bruce e seu braço direito) e fui embora. Foi amor à primeira vista? Não. Não mesmo. Naquela época, eu estava noiva e nem pensei muito naquele encontro. Tempos depois, contudo, quando Bruce e eu conversamos sobre a primeira vez que nos vimos, esse foi seu relato: quando eu saí da academia, ele olhou para Gunnar e disse "Quem é aquela?".

Foi aí que Gunnar me chamou e nos apresentou, coisa que ele teria feito de um jeito ou de outro, e, depois que fui embora, Bruce disse: "Eu vou me casar com essa garota um dia."

Pois é, ele tinha uma autoconfiança fora da curva!

Nos seis meses que se passaram, nós dois nos encontrarmos bastante na academia de Gunnar, porque o horário dele era logo após o meu às segundas, quartas e sextas, quando eu não estava viajando a trabalho. E, uma conversinha aqui, outra ali, comecei a conhecê-lo melhor. Ele era um cara bacana, atencioso e tinha os pés no chão. Sempre demonstrava curiosidade e perguntava sobre minha vida e carreira. O interesse parecia genuíno, nunca forçado.

Um dia, contei a minha mãe que eu via Bruce na academia de vez em quando.

— Ele é tão legal e muito bonito.

— Emma! Você está noiva!

— Calma, mamãe. É só um comentário.

A verdade é que eu não era exatamente fã de Bruce Willis. Sim, eu cresci assistindo à série *A gata e o rato*, mas só tinha visto um de seus filmes, *Armageddon*, quando foi lançado, no fim dos anos 1990. Fora isso, não estava muito ligada em quem ele era.

Passaram-se alguns anos sem que nos víssemos com muita frequência. Até que meu noivo e eu nos separamos. Ele gerenciava umas boates badaladas de Hollywood, então talvez tenha sido por isso que O *Page Six* do *New York Post* mencionou o fim de nosso noivado. Mais tarde, descobri que um dos amigos de longa data de Bruce, Chris Sileo, viu o artigo e comentou com ele. Foi quando Gunnar me ligou.

— Posso passar seu número pra ele? — perguntou. — Ele é muito gente fina, e há anos tem uma queda por você.

Falei que podia. Eu confiava em Gunnar e já tinha tido uma impressão positiva de Bruce, então não havia problema algum.

Quando ele me ligou e me convidou para sair, eu disse que aquele não era um bom momento. E era verdade, porque eu estava me mudando de volta para Nova York, tinha jantares de despedida agendados com amigos de Los Angeles todas as noites e não estava com cabeça para ir em um encontro.

— Entendo — disse ele.

No dia seguinte, meu telefone tocou. Era Bruce de novo.

— Olha só, eu sei que você está muito ocupada e deve estar cansada. Mas será que a gente não pode nem tomar um chá? Eu sou um cara forte, posso ajudar a carregar as caixas da mudança.

Ele foi persistente, porém charmoso, e eu gostei disso. Eu já tinha um jantar marcado com uma amiga naquela noite e liguei para ver o que ela achava de ele se juntar a nós duas. Pensei o seguinte: àquela altura, o status de celebridade de Bruce significava que ele não podia sair sem *paparazzi* atrás dele e fofocas circulando. Se fosse visto acompanhado de duas mulheres, bom, ia parecer o garanhão que de fato era, mas ninguém poderia inventar que estávamos namorando. Minha amiga concordou e não se importou com a presença dele.

Mas, então, foi amor ao primeiro encontro (se é que podemos chamar aquilo de encontro)? Não. O jantar foi bom, mas não foi incrível. Bruce estava muito nervoso, coitado, e eu também me senti estranha. Eu só não estava com cabeça para romance. Mesmo assim, ele foi um cavalheiro do início ao fim. Quando o encontro acabou, ele me acompanhou até a porta, perguntou se podia me dar um abraço, e nos despedimos com um boa-noite. Era sexta-feira, e na segunda-feira eu voltei para Nova York.

A partir de então, começamos a conversar por telefone. No início, eram algumas vezes por semana; depois, todos os dias. Durante essas conversas, pude conhecê-lo melhor e comecei a gostar dele. Na verdade, passei a gostar *muito* dele. Eu adorava seu jeito simples e humilde, e havia alguma coisa muito bacana no fato de conhecermos um ao outro por meio daquelas longas conversas. Era quase como se fôssemos dois adolescentes do ensino médio pendurados ao telefone por horas a fio; tudo muito romântico e inocente.

Durante uma dessas conversas, ele me convidou para passar o réveillon em Parrot Cay, nas ilhas de Turks e Caicos, onde ele estaria com as três filhas, a ex-mulher, Demi Moore, o então marido dela e alguns amigos. Bom, uma viagem com as filhas, a ex-mulher e o marido dela me pareceu demais, levando em consideração que nós nunca tínhamos passado nenhum tempo juntos. E eu já tinha feito planos para o réveillon com minha melhor amiga, Ali.

— Não vai dar. Mas vamos nos encontrar quando você vier a Nova York, em janeiro — foi o que eu disse a Bruce, que naquela época vivia viajando entre as duas costas do país.

— E por que você só não traz sua amiga? — insistiu ele. — Eu mando o meu avião pegar vocês em Saint Barts. Vocês podem ficar com a gente e ter uma casa privativa. Com quatro quartos.

— É muita generosidade sua, obrigada. Mas nós já nos decidimos.

Eu estava falando sério e nem por um instante cogitei mudar os planos. Pelo menos, não até Ali ficar sabendo do convite.

— Emma, você tá louca? Mas você não vai se arriscar nunca? Você está solteira, ele está solteiro. O cara tem feito de tudo, e você recusou o convite só para ficar na zona de conforto? Ele vai mandar um avião, ofereceu uma casa só pra gente, e a família dele vai estar lá. É claro que as intenções são boas. Nós vamos, e você trate de aprender a relaxar, faça-me o favor.

Uau. Hum. Tá bom, então.

Se não fosse por Ali, eu não teria cogitado fazer uma coisa tão fora de minha zona de conforto. Mas fiz. E, assim, nós duas passamos uns dias em Saint Barts, e o avião de Bruce, *Jet Bruno* (ou *400 Mike*, como ele o chamava), nos buscou no dia 28 de dezembro. (Eu sei, eu sei, as emissões de carbono, mas isso foi há décadas. Também sei que esse comportamento é demais, é exagerado, mas Bruce sempre foi um cara bastante exagerado. E isso faz parte de nossa história de amor.)

Quando aterrissamos em Providenciales, fomos levadas ao cais onde Bruce nos esperava para irmos até Parrot Cay. Chegando lá, nos mostrou a ilha em seu carrinho de golfe. A caminho da casa, nos encontramos com Demi. Nossa, como eu estava nervosa.

— É um prazer conhecer vocês — disse ela, com o sorriso mais acolhedor do mundo enquanto me abraçava e, em seguida, abraçava Ali.

Ufa. Foi um alívio e tanto. Nós nos dirigimos ao lindo condomínio de Bruce e vimos suas três filhas, Rumer (que tinha 18 anos na época), Scout (com 15) e Tallulah (de 13 anos). Eu nunca tinha namorado uma pessoa com filhos, e essa era a verdadeira causa de minha ansiedade. *O que será que elas acham da minha presença aqui?*, eu me perguntava. *Elas estão de boa, ou isso vai ser motivo de estresse?* Eu estava uma pilha de nervos e xinguei Ali em silêncio por ter me arrastado para aquela situação.

Mas, ao descer do carrinho de golfe com frio na barriga, as meninas me cumprimentaram de braços abertos. Braços *escancarados* e imensos sorrisos acolhedores.

— Estamos animadas para conhecer você, Emma. Ouvimos falar muito de você!

Um segundo suspiro de alívio. (Esse primeiro encontro dá uma ideia de como as três são: acolhedoras, gentis e compreensivas. Eu me lembro de ter pensado que, se um dia tivesse filhos, queria que tivessem aquela mesma postura carinhosa.) Nos anos que se seguiram, percebi que tudo o que elas queriam era ver o pai feliz. Elas sabiam que minha presença ali o alegrava, então me receberam muito bem.

Até aquele momento, eu conhecia um Bruce da academia e outro das longas conversas por telefone. Aquela viagem me mostrou um outro lado dele, o de homem de família. Nada era mais importante para ele do que ser pai, e sua devoção para com aquelas três meninas era algo que eu nunca tinha visto antes. Eu não cresci com um pai presente assim. Depois que meus pais se divorciaram, passei anos sem ver o meu. Ao presenciar a conexão de Bruce com as filhas, pensei: *Esse é o tipo de homem que vejo como pai dos meus filhos.*

Ele também fazia questão de manter um bom relacionamento com a ex-mulher e com o marido dela. A proximidade dos dois era bastante incomum, mas muito bonita, e era diferente de qualquer coisa que eu tivesse testemunhado até então. *Eu posso fazer isso,* pensei. A bem da verdade, eu *queria* aquilo. Queria fazer parte de uma família que abraçava a união e a paz em prol dos filhos.

Entrar naquele mundo me expôs a uma nova percepção de família e de amizade. É sempre perfeita? Claro que não, mas é humana, revigorante e cheia de amor e respeito. Serei sempre grata por tê-la em minha vida. Além do mais, essa percepção está entranhada na vida de nossas filhas, Mabel e Evelyn. Tenho orgulho de elas poderem testemunhar e fazer parte de uma família mista tão sólida e unida.

A viagem chegou ao fim, voltei para Nova York apaixonada por Bruce, e o resto é história.

Em 21 de março de 2009, nós nos casamos em uma cerimônia para 13 amigos e familiares, em Parrot Cay. Stephen, que estava presente quando nos conhecemos, celebrou nossa união. Depois do "sim", fomos todos para a quadra de vôlei de praia jogar umas partidas divertidas e competitivas com nossas roupas de casamento. Jantamos sob as estrelas e, como éramos um grupo muito pequeno e reservado, cada um de nossos amigos teve a chance de fazer um pequeno discurso. Não havia um par de olhos seco naquela mesa; os meus olhos e os de Bruce eram os mais vermelhos e inchados. Depois do brinde, nós dançamos, nadamos, rimos e comemos bolo até o sol raiar.

Até hoje, aquela foi de longe a melhor festa a que já fui com apenas 13 convidados.

Com o passar dos anos, fui me apaixonando cada vez mais por Bruce. Não tanto pelas coisas grandiosas, mas pelas pequenas.

Eu adorava o modo como ele pedia comida em um restaurante. Ele pedia um bando de aperitivos e entradas porque queria que provássemos de tudo um pouco. Amava o fato de que, sempre que tomávamos uma garrafa de vinho no jantar, ele fazia com que o garçom também tomasse uma taça. "Assim você vai saber como descrever o vinho para o próximo cliente." Eu gostava de ver que ele entendia o valor de uma boa gorjeta. Ele dizia: "Seja sempre generoso. Eu trabalhei no setor de serviços e dependia dessas gorjetas." A verdade é que ele era a pessoa mais generosa que eu já conheci.

Eu adorava o fato de Bruce ser um perfeito cavalheiro. Se eu me levantasse para ir ao banheiro em um restaurante, ele se levantava até eu me afastar. E quando eu voltava para a mesa, ele se levantava para me ajudar a me sentar. Com ele, o cavalheirismo ainda estava vivo. Eu também amava o modo como ele sempre torcia pelos desfavorecidos. Se achava que um time ia perder, era nesse time mais fraco que ele apostava dinheiro.

Eu adorava o fato de ele ser tão atencioso. Eu ganhava flores sem qualquer motivo e encontrava bilhetinhos em post-its espalhados pela casa com mensagens fofas ou palavras de incentivo.

Eu amava que Bruce sempre garantia que eu estivesse confortável e aquecida. Uma vez, durante uma sessão de fotos em Nova York, liguei para ele no intervalo e mencionei que estava fazendo muito frio no estúdio. Uma hora depois, recebi um cobertor de cashmere e um bilhete que dizia: "Para você se aquecer." Tendo crescido no lar de uma mãe solo (e usado lã que pinicava), fiquei chocada quando vi o preço daqueles luxuosos cobertores Frette e cachecóis Hermès. "É só dinheiro, Emma, não dá pra levar pro túmulo — dizia ele. Um sentimento interessante, considerando que ele conquistou tudo por conta própria."

Eu adorava o fato de seus relacionamentos serem duradouros. Vários amigos dos tempos de aspirante a ator/garçom ainda são muito presentes em nossas vidas, e Lety, a faxineira que ele contratou quando começou a ganhar um pouco mais de dinheiro, antes de fazer 30 anos, trabalhou com ele (e com a gente) por quarenta anos.

Embora Bruce já tivesse vivido os marcos da infância das três filhas mais velhas, ele curtiu as primeiras palavras, os primeiros passos, o primeiro alimento sólido e o primeiro dia de aula, entre outros momentos de Mabel e Evelyn, com a energia e a animação de um pai de primeira viagem. Nossas filhas se sentiram vistas, seguras e amadas. "Tenho muito mais orgulho de ser pai do que de ser ator", ele disse certa vez.

Sempre adorei ver o pai brincalhão que Bruce era para as filhas, em especial as duas mais novas. Se chegasse em casa e elas estivessem na piscina, ele mergulhava de roupa e tudo só para arrancar uma risada. Seu objetivo era ver as meninas felizes e se divertindo. O. Tempo. Todo. Se ele fosse o único responsável por elas, as duas teriam tomado sorvete no café da manhã e faltado a muitas aulas só para dormir até tarde e ir para a praia ou para a Disney.

Bruce também foi nosso porto seguro nos momentos mais traumáticos das meninas. Quando Mabel caiu e quebrou a mandíbula um dia antes do aniversário de 6 anos, ele ficou com ela no colo durante todo o percurso até o pronto-socorro e não saiu de perto da sala de cirurgia até o médico terminar. Se pudesse, teria entrado para supervisionar a operação. E quando Evelyn escorregou no gelo na frente de nossa casa e abriu o queixo, aos 3 anos de idade, ele nos levou para o hospital e a ninou no colo enquanto ela recebia os pontos. Não sei quantas vezes perguntou ao médico: "Tem certeza de que ela está anestesiada?"

Eu amava a paixão autêntica que Bruce nutria pela profissão e pela carreira. Sua motivação nunca foi fama ou dinheiro. Tudo bem, talvez um pouco. Ele adorava um bom cachê. Mas, na maioria das vezes, era movido pelo amor por atuar, cantar e tocar gaita de boca (uma habilidade que ele aprendeu sozinho e da qual se orgulha muito). O fato de poder viver do emprego dos sonhos e proporcionar uma vida maravilhosa para sua família era um bônus.

Eu ficava encantada com a aura de Bruce, que nada tinha a ver com o fato de ele ser um astro de cinema. É difícil colocar em palavras, mas a sensação era de que ele emanava uma energia magnética única. Dava para senti-la se propagando. Por exemplo, ele entrava em um restaurante ou andava pela rua tendo as costas das pessoas voltadas para ele, e alguma coisa as fazia se virar. Era algo desconcertante de presenciar, mas eu presenciei, incontáveis vezes. Na sua companhia, nos sentíamos na presença da grandeza, mesmo ele sendo um homem tão simples e acolhedor. Sem contar que ele tinha o melhor senso de humor do mundo. Com Bruce, eu ria o dia todo.

Gostava de ver que ele era aquele pisciano calmo, sensível e carinhoso. Mas, se necessário, se impunha e estabelecia limites muito claros, principalmente quando fãs muito empolgados me empurravam ou empurravam as meninas para se aproximar dele. Não levantava a voz, mas a autoridade e a energia que trazia para esses momentos eram bem nítidas. Uma cara feia de Bruce Willis dava um frio na espinha. Sua postura era gentil, mas, quando se tratava de proteger a família e nosso tempo juntos, os limites eram muito bem-definidos.

Eu adorava sua autoconfiança (enquanto a minha sempre deixou a desejar). Ele não estava nem aí para o que os outros pensavam. "Quando age com integridade e boas intenções, não pode permitir que a opinião dos outros pare você." Em momentos menos poéticos, dizia: "Fodam-se eles, Emma." Uma frase que uso até hoje.

O ditado de que os opostos se atraem não poderia descrever melhor nosso relacionamento. Enquanto Bruce desafiava as regras, eu as seguia. Ele era imprevisível, e eu sempre gostei de controlar, planejar e de ter certeza. Ele me deixava de orelha em pé e me mostrava como ter jogo de cintura, como seguir com os altos e baixos da vida. (Quem poderia imaginar o quanto essas habilidades seriam úteis?) Ele também me ensinou a ser espontânea, coisa que ainda me esforço para ser, pelo bem de nossas filhas. Enquanto eu vivo me preocupando com as coisas, Bruce não perdia tempo com isso. Ele sempre encontrava motivos para se sentir feliz. Acreditava que todo mundo merecia receber um troféu. Eu, por outro lado, não sou assim tão boazinha e não me convenço de que a simples participação deva garantir um prêmio. Ele me ensinou a "viver a vida ao máximo", como dizia, e fazer isso da melhor forma possível. Bruce era um líder, e eu me sentia muito à vontade ao lado de sua personalidade. Foi observando ele que comecei a desenvolver minha autoconfiança.

Acima de tudo, ele foi meu protetor. Meus pais se divorciaram quando eu tinha 7 anos, e eu fiquei anos sem ver meu pai. Foi traumático testemunhar a mudança de vida de minha mãe: de esposa e dona de casa, ela passou a trabalhar em três empregos para conseguir pagar as contas. Ela sempre dava um jeito de resolver as coisas, mas era estressante presenciar o estresse *dela* e vê-la passando por tudo aquilo sozinha. Talvez por isso, meu sonho de menina fosse ter uma vida de cinema: casar-me com o Príncipe Encantado, morar em uma casa com cerca branca e ter dois filhos. Essas coisas simbolizavam proteção e segurança. E foi o que Bruce me deu.

Ele sempre fazia com que eu me sentisse segura quando as coisas ficavam difíceis. "Não se preocupa, Emma. Vai ficar tudo bem", dizia se eu ficasse estressada ou preocupada com alguma coisa. Ele me puxava para perto, me abraçava e me dava um beijo na cabeça. Eu relaxava os ombros e me derretia, porque acreditava e podia confiar nele. E, via de regra, ele tinha razão.

Eu poderia listar muitas outras coisas que adorava em Bruce e em nossa vida juntos, mas o que me faz parar é ter de usar os verbos no passado, mesmo que ele ainda esteja vivo. É um tremendo soco no estômago. É uma dor silenciosa que eu carrego todos os dias.

Ainda que as coisas que tenham me levado a suspeitar de que Bruce estava "estranho" tenham surgido de forma tão gradual a ponto de eu não considerá-las sintomas, com o tempo, ficou difícil ignorá-las. Eu sabia que havia alguma coisa errada. Até que finalmente procurei aconselhamento médico, quando foi solicitada uma ressonância magnética.

Antes disso, eu tinha feito uma longa pesquisa no Google, o único lugar onde eu podia ir atrás de respostas devido às minhas preocupações com privacidade, e descobri que uma das melhores hipóteses era um tumor benigno pressionando o cérebro. Eu tinha esperança de que veríamos o tumor no exame, faríamos a remoção e seguiríamos normalmente com nossa vida. Infelizmente, a realidade era outra. O exame mostrou que algumas partes do cérebro de Bruce estavam mudando, o que causava alterações na fala e parte do comportamento que vínhamos notando.

No início de 2022, recebemos um diagnóstico muito vago de afasia, um distúrbio de comunicação que afeta a capacidade de processar e expressar a linguagem. Ainda que isso fosse melhor do que não ter resposta alguma, não explicava o comportamento de meu marido. Estávamos no limbo havia muito tempo, e a incerteza cobra seu preço. O caos estava tomando conta de nossa casa, e a vida parecia cada vez mais desgovernada. Percebi que, se quisesse obter a ajuda adequada para nossa família, eu precisaria entender exatamente com o que estávamos lidando.

Em novembro de 2022, estávamos esperando os resultados de outros exames. Quando paramos no estacionamento do consultório do neurologista, eu tinha esperança de que sairíamos da consulta com um diagnóstico mais concreto.

Ao chegarmos, a enfermeira nos levou até uma sala, e Bruce se sentou na mesa de exames. Eu fiquei ao seu lado, com a mão sobre sua perna. Depois de alguns minutos, o neurologista entrou, nos cumprimentou e jogou um pouco de conversa fora. Em seguida, disse:

— Bruce sofre de afasia progressiva primária, que é uma variante da demência frontotemporal, ou DFT.

Daquele momento em diante, não consegui ouvir mais nada. A boca do médico se mexia, mas eu não escutava nenhum som. Ou talvez escutasse, mas havia um zumbido em meus ouvidos, minhas mãos formigavam e parecia que eu estava em queda livre.

Meu maior pesadelo se tornara realidade.

Ao longo dos anos, eu ouvira histórias terríveis sobre DFT. Também tinha visto médicos falando sobre os vários tipos de demência e sempre que mencionavam DFT faziam uma pausa e diziam alguma coisa do tipo: "Veja bem, *essa* é a que ninguém quer ter."

É claro que eu não sabia tudo sobre a doença ou sequer o que aquelas letras significavam; sabia apenas que todos os tipos de demência eram terríveis e que a DFT era a pior de todas.

Eu tinha ido à consulta na esperança de que ela me trouxesse algum alívio. E ainda que, sim, ela tenha me dado um pouco, não havia alívio possível diante de um diagnóstico que eu não compreendia e era incapaz de pronunciar. O único recurso que recebi foi um panfleto fininho que o médico me entregou enquanto nos acompanhava até a porta: "Voltem daqui a alguns meses." *O quê? Só isso?*, pensei.

Depois dessa consulta, uma espiral de pensamentos perturbadores e inquietantes tomou conta de minha cabeça. Ainda preocupada com nossa privacidade, fiz mais uma longa pesquisa no Google. No fim das contas, o Google é um péssimo lugar para se pesquisar DFT, a forma mais comum (e, dizem alguns, a mais cruel) de demência entre adultos com menos de 60 anos. Não há cura nem tratamento; o que se pode fazer é tentar atacar os sintomas com medicamentos.

Naquele instante, eu só queria que Bruce assumisse o controle, como ele costumava fazer. Eu queria que ele pudesse me puxar para perto, me abraçar e dizer: "Emma, vai ficar tudo bem. Você se preocupa demais." Mas não havia mais beijos tranquilizadores na minha cabeça e nenhum Bruce para me ajudar a relaxar os ombros e fazer o medo ir embora. Parecia que eu estava adentrando uma nova realidade, um terreno desconhecido para o qual eu não tinha um mapa.

Hoje em dia, transito por essa aventura na condição de mãe solo, e é muito assustador. Para alguém que gosta de controle e previsibilidade, estou lidando com uma doença que tem tudo, menos isso.

Eu sei que os detalhes de sua história são diferentes, que seu ente querido é único, que não existem casos de DFT ou de demência iguais. Sei que cada um segue um percurso individual. Mas sei também que compartilhamos de emoções semelhantes quando vemos nossos amores sumindo diante de nossos olhos, uma experiência tão traumática que abre um buraco em nosso coração.

Se você decidiu ler este livro, imagino que tenha a impressão de que seu mundo também acabou de cair por terra. O caminho da demência não é fácil para você, nem para a pessoa que você ama, nem para sua família. Mas estou aqui para dizer que, com o tempo, você vai encontrar um ponto de apoio. Vai se sentir confiante. Vai atravessar tudo isso. Você é capaz de muito mais do que imagina. Sua vida vai adquirir formato, dimensão e significado novos nesse novo capítulo, mas você vai encontrar apoio e uma maneira de seguir em frente. Estou dizendo isso porque já estive na mesma situação. Você e eu estamos conectados por esse destino que nos foi imposto.

Bruce ainda faz parte do meu ser e ainda é meu farol. Eu uso os valores que compartilhamos e tudo o que ele me ensinou para seguir tomando as melhores decisões para ele e para nossa família, em seu nome, e faço o melhor que posso todos os dias. Nem sempre consigo, mas tento. E faço isso com a voz de meu maior apoiador soando em minha cabeça: "Você consegue, Emma. Vai dar tudo certo", ele me diz.

Eu quero estar presente para você porque você também é capaz e não está só. Estamos juntos nesse rumo inesperado que a vida tomou.

DOIS

Entendendo o cérebro em transformação

Quando nos desapegamos do modo como as coisas eram e aprendemos a agradecer o que há de bom no agora, conseguimos encontrar alegria e conexão juntos.

TEEPA SNOW,
especialista no cuidado de pacientes com demência, consultora na Curso de Enfermagem da Duke University e fundadora do Positive Approach to Care.

Quando suspeitei de que havia alguma coisa "estranha" acontecendo com Bruce, mas não fazia ideia do quê, pensei em todas as explicações possíveis. Havia alguma coisa errada com nosso casamento? Será que tinha alguma relação com as dificuldades que ele tinha para dormir?

Talvez fosse a perda auditiva. Nas gravações do primeiro filme da franquia *Duro de matar*, no fim dos anos 1980, ele teve de disparar uma arma de fogo embaixo de uma mesa para uma cena. Por mais estranho que pareça, ele não estava usando nenhum protetor auricular no momento do disparo e a audição de um dos ouvidos foi bastante comprometida. No início de nosso relacionamento, isso nunca foi um problema.

Anos mais tarde, no entanto, comecei a perceber que ele ficava mais na dele quando reuníamos toda a família para um jantar ou outra refeição. Ficava sentado em silêncio e deixava a conversa por conta dos outros, sem fazer muitos comentários. Vale lembrar que, nas reuniões de família, Bruce quase sempre era o único homem em uma mesa cheia de mulheres, comigo, nossas duas filhas e as três filhas mais velhas dele, todas animadíssimas, falando sem parar e ao mesmo tempo. No início,

achei que ele só estivesse deixando a gente "tagarelar", como ele dizia, em vez de tentar participar. Presumia que a audição dele contribuía para que se recolhesse em sua cadeira com as mãos delicadamente cruzadas sobre as pernas.

Mas, quando penso nisso agora, vejo que aquele não era o Bruce que eu conhecia. Principalmente no que se referia à conexão com as filhas. Ele era, acima de tudo, um homem de família. No início de nosso relacionamento e antes de termos nossas filhas, ele queria passar o máximo de tempo possível com as meninas mais velhas. Sempre que viajávamos, ele ficava morrendo de vontade de voltar para casa e revê-las, dizendo que havia uma "força gravitacional" que o atraía para perto. Eu amava isso nele. Hoje, entendo que é provável que aquela falta de interação à mesa tivesse relação com a sobrecarga cognitiva e com a dificuldade de processar as conversas, algo comum na afasia progressiva primária (APP), a variante da DFT que o acometeu. Era um dos sintomas iniciais da doença.

RECEBER UM DIAGNÓSTICO

Muitas famílias passam anos com dúvidas geradas pelos sintomas que antecedem o diagnóstico. Conversando com outros parceiros cuidadores, descobri que sintomas sutis (ou não tão sutis) de certas formas de demência, como a DFT ou demência com corpos de Lewy, por exemplo, podem abalar e destruir todo o sistema familiar. (Isso nem sempre ocorre com outras formas, como a doença de Alzheimer, na qual sintomas como perda de memória são mais óbvios e facilitam o diagnóstico. Cada tipo de demência é diferente, e por isso é importante não misturar as coisas.)

No caso específico da DFT, ninguém suspeita do diagnóstico nos primeiros anos porque muita gente não faz ideia do que é a doença. Então é comum achar que a pessoa só está sendo grosseiro ou que está apática, quieta, deprimida, irritada, impulsiva inconsequente ou sem qualquer empatia — uma gama de comportamentos que mais parecem escolhas pessoais do que os sintomas de uma doença. Essa grande mudança no comportamento, na linguagem e/ou na personalidade é frustrante, confusa e capaz de acabar com relacionamentos. Para completar, a DFT não é nem a primeira nem a segunda coisa que passa pela cabeça de seu médico. É comum que ela seja confundida com uma crise de meia-idade, com depressão ou transtorno bipolar, para citar algumas possibilidades, porque os sintomas também se aplicam a esses casos.

O Dr. Bruce Miller, um dos principais especialistas em DFT, professor emérito de neurologia da Universidade da Califórnia, em São Francisco, e diretor da Global Brain Health Initiative, explica:

> Muitos dos sintomas são bastante obscuros e diferem em cada uma das doenças degenerativas. Assim, se, por um lado, pode ser mais fácil identificar que falhas na memória indicam a doença de Alzheimer, por outro, é mais difícil entender que uma alteração na linguagem ou na personalidade seja DFT ou outra forma de demência. A maioria de nós acha que o cérebro é importante apenas para a memória e a linguagem. Mas ele também é responsável por outras interações sociais, pela forma como nos relacionamos com os outros, como cuidamos dos outros e sentimos empatia.

Grande parte das pessoas não sabe disso — ou de qualquer informação sobre DFT —, e tudo que você vê ou sente é que há algo muito estranho acontecendo com quem você ama. E, se você for como eu, pode se sentir desconfortável ao tocar no assunto com o médico dessa pessoa, principalmente se ele não for seu médico também. No início, eu me sentia muito invasiva por vasculhar a cabeça de Bruce dessa maneira. Parecia que havia alguma coisa amoral em minha atitude. Se você também se sente assim, considere o conselho da Dra. Yolande Pijnenburg, professora de demência precoce do Alzheimer Center Amsterdam, no Amsterdam University Medical Center, na Holanda: "Se você estiver convencido de que a mudança de comportamento é algo que a pessoa não consegue evitar, é preciso confiar em sua intuição, porque você só estará ajudando."

Mudanças sutis causadas pela doença podem durar anos, e ao longo de todo esse tempo parece não ter nada de errado com a pessoa. Ainda mais desconcertante é o fato de que talvez nunca haja um momento em que ele demonstre preocupação — a você ou a um médico — de que algo está errado. Existe, inclusive, um termo médico para isso: anosognosia. De acordo com a Cleveland Clinic, anosognosia pode ser definida como: "um estado no qual o cérebro não reconhece um ou mais problemas de saúde. É muito comum nas doenças mentais, como esquizofrenia e doença de Alzheimer. Essa condição não é perigosa por si só, mas pacientes com anosognosia são muito mais propensos a evitar o tratamento dos outros problemas de saúde ou resistir a ele." Portanto, se seu ente querido não estiver pedindo ajuda, é fácil achar que tudo está normal. Isso faz com que os estágios iniciais da doença sejam muito mais confusos, e é por isso que os médicos podem muito bem, repetidas vezes, desconsiderar a possibilidade de DFT e outras demências precoces.

"Pode levar pelo menos de dois a três anos para receber um diagnóstico e, durante esse período, muitos recebem um diagnóstico equivocado", explica o Dr. Miller. Esse atraso pode ser catastrófico, pois as famílias podem se perder e se desestruturar por completo — tanto do ponto de vista emocional quanto do financeiro — devido às mudanças e alterações na personalidade de alguém cujo cérebro está morrendo sem nem dar sinais.

Com o tempo, comecei a suspeitar que o problema não era nem a audição nem uma fase difícil no casamento, e esse instinto me fez perceber que era hora de consultar um médico. Passada essa experiência, só posso reforçar a importância de confiar em si mesmo assim que perceber algo de estranho. Mesmo se os resultados dos primeiros exames forem "normais" ou se o especialista desconsiderar suas preocupações, não deixe de ir atrás de respostas. Se seu médico não lhe der ouvidos, procure um que dê. Você conhece a pessoa amada melhor do que ninguém. Não desista de tentar ajudá-la, nem de se ajudar.

Como mencionei no Capítulo 1, senti um pouco de alívio ao descobrir que Bruce tinha afasia e, um ano depois, DFT. Finalmente, eu estava entendendo que quem participou daquelas discussões conjugais malucas não fora Bruce. Nem os momentos de desconexão, nem as súbitas mudanças de personalidade. Tudo isso era o resultado da degeneração do cérebro, levando com ela parte do marido que eu conhecia e amava.

Você não estava fazendo nada de propósito, eu pensei enquanto o observava. *Você estava ali o tempo todo.*

POR QUE RECEBER UM DIAGNÓSTICO É TÃO IMPORTANTE

Durante minha experiência como cuidadora de um paciente com DFT, conheci Susan Schneider Williams, esposa do ator Robin Williams, em um evento sobre DFT em São Francisco. O que ela me contou diz muito sobre a importância de receber um diagnóstico:

> O diagnóstico de Robin — demência com corpos de Lewy (DCL) — só ficou evidente durante a autópsia, quando o responsável pelo exame patológico revelou os resultados e os descreveu como um dos piores casos que ele já tinha visto. Embora não exista cura, um diagnóstico nos teria dado a chance de buscar os cuidados médicos especializados de que Robin precisava, e alguns medicamentos que podem inclusive acelerar a progressão da doença não teriam sido prescritos. Nós passamos um ano prestando atenção a mais de quarenta sintomas sem qualquer relação aparente, consultando inúmeros médicos, num jogo de gato e rato. Mais tarde, descobri que todos aqueles sintomas eram da doença, que tinha se infiltrado em quase todas as regiões do cérebro e do tronco encefálico de Robin. Para mim, receber o diagnóstico da doença cerebral de Robin enquanto ele ainda estava vivo teria sido muito melhor.

O diagnóstico foi um marco para mim. Muitos acham que a doença de Alzheimer é o único tipo de demência. Mas ainda que seja o mais comum — e, portanto, receba mais atenção — é apenas um entre muitos tipos. E nem todas as demências são iguais. Cada uma progride e afeta o cérebro de uma forma única, com sintomas e tratamentos específicos.

"Por exemplo, 25% das pessoas têm uma afasia que não evolui para nada além disso", contou-me Teepa Snow, especialista no cuidado de pacientes com demência, consultora do curso de Enfermagem da Duke University e fundadora da Positive Approach to Care. "Mas 75% delas desenvolvem demência." Em termos simples, no caso de Bruce, tudo começou com a fala e se espalhou. Por isso o diagnóstico é tão importante. Cada forma da doença requer abordagens de cuidado distintas, e entender com o que se está lidando pode fazer toda a diferença no planejamento para o futuro e na busca pelo apoio adequado.

Com o diagnóstico concreto de DFT, pude focar os detalhes e definir os passos seguintes de acordo com as necessidades de meu marido, o que me deu uma sensação de mais controle e praticidade. Ter o diagnóstico correto também me ajudou a planejar o presente e o futuro. Consegui entender o que a DFT faz, como ela evolui e como será a vida depois de um tempo. Não era mais uma ideia abstrata ou um prognóstico indistinto e assustador. Bom, ainda era assustador, mas pelo menos eu tinha uma direção.

DEMÊNCIAS DIFERENTES, SINTOMAS DIFERENTES

Muitos usam os termos "demência" e "doença de Alzheimer" de forma equivocada, como se fossem uma coisa só. Demência é um termo guarda-chuva para uma variedade de doenças que causam mudanças significativas em múltiplas habilidades cognitivas que interferem na vida diária. O Alzheimer é o tipo mais comum de demência, e os sintomas iniciais incluem a perda de memórias imediatas ou recentes, desafios no processamento da linguagem e outras alterações cognitivas, em grande medida devido ao acúmulo de placas proteicas anormais e emaranhamentos no cérebro. Estima-se que entre 60% e 80% dos casos de demência sejam doença de Alzheimer ou uma combinação de doença de Alzheimer e outra forma da doença. Outros tipos são listados a seguir, uma cortesia de Teepa Snow:

ENCEFALOPATIA TRAUMÁTICA CRÔNICA (ETC)

Esse tipo de demência é causado por múltiplos incidentes traumáticos na cabeça ao longo de um período de tempo, o que leva a um acúmulo de proteínas anormais. O acúmulo resulta em perda de memória, agressividade, confusão, depressão, comprometimento da capacidade de julgamento, dificuldade de controlar impulsos, comportamento errático, tendências suicidas, ansiedade, distúrbios do sono e tontura.

DOENÇA DE CREUTZFELDT-JAKOB (DCJ)

Forma de demência de progressão rápida causada por proteínas príon, que resulta em surtos repentinos de depressão, agitação, apatia, confusão, desorientação, perda de memória, distúrbios de visão, alucinações e distúrbios de movimento.

DEMÊNCIA FRONTOTEMPORAL (DFT)

Um grupo de doenças que levam à deterioração das células do cérebro, nos lobos frontal e temporal. Dependendo do subtipo específico, a DFT pode resultar em alterações na personalidade, dificuldades na produção da fala e outros problemas cognitivos. Pode afetar também a capacidade de movimento.

DOENÇA DE HUNTINGTON (DH)

Essa doença genética causa um acúmulo de proteínas anormais e consequente degeneração da área central do cérebro. Movimentos musculares descontrolados costumam ser o primeiro sintoma, muitas vezes seguidos de mudanças comportamentais e de personalidade, além de problemas nas funções cognitivas.

DEMÊNCIA COM CORPOS DE LEWY (DCL)

Corpos de Lewy, minúsculos depósitos esféricos de proteína que desorganizam as funções das células por todo o cérebro, são vistos nessa forma de demência, causando sintomas como alucinações, pensamentos delirantes, distúrbios do sono, declínio das habilidades motoras, dificuldade de regular processos físicos normais e reações inesperadas a medicamentos. Déficits de memória podem envolver mais confabulações do que esquecimento, e pode haver períodos de cognição típica em alternância com declínio cognitivo. Os corpos de Lewy também estão presentes no cérebro de pacientes com doença de Parkinson.

DEMÊNCIA MISTA

Envolve dois ou mais tipos de demência, o que os cientistas têm percebido ser muito mais comum do que se pensava.

HIDROCEFALIA DE PRESSÃO NORMAL (HPN)

Esse tipo de demência ocorre devido ao acúmulo de um excesso de líquido cérebro-espinhal no cérebro, causando o alargamento do ventrículo cerebral e danificando as células do entorno. Pode resultar em dificuldades de locomoção, perda do controle da bexiga e problemas nas funções cognitivas.

ATROFIA CORTICAL POSTERIOR (ACP)

Essa forma de demência afeta a parte do cérebro que controla o processamento visual, dificultando a leitura, a percepção da profundidade, o movimento e afetando outros fatores relacionados à visão. A perda de memória costuma não ser percebida até os estágios avançados da doença. A coordenação óculo-manual e a capacidade de se mover em segurança se tornam cada vez mais difíceis.

PARALISIA SUPRANUCLEAR PROGRESSIVA (PSP)

Muitas vezes confundida com a doença de Parkinson, essa doença tem progressão mais rápida. Movimentos lentos e descoordenados costumam ser os primeiros sintomas, além de dificuldade nos movimentos oculares, perda de expressão facial, rigidez no pescoço ou no tronco e quedas. Alterações da função cognitiva, do comportamento e da memória também podem ocorrer.

DEMÊNCIA VASCULAR

Essa forma de demência é causada por mudanças nos pequenos vasos sanguíneos do cérebro, resultando em danos ao tecido cerebral. Hipertensão, colesterol alto, diabetes e tabagismo são os principais fatores de risco da demência vascular, que causa alterações cognitivas, variações diárias nas habilidades e alterações de personalidade e humor.

SÍNDROME DE WERNICKE-KORSAKOFF (SWK)

Causada pela deficiência da vitamina B1 (tiamina), essa forma de demência é mais comum em pacientes com histórico de abuso crônico ou que têm má-absorção do álcool. Costuma gerar perda de memória, falta de coordenação, problemas na visão e mudança de personalidade.

Com essas descrições tão abrangentes, é fácil perceber por que é tão desafiador saber se os sintomas de alguém que amamos se devem ao estresse, a fatores ambientais ou a uma doença que vai mudar sua vida e a de todos ao seu redor.

Entenda o diagnóstico

Depois de receber o diagnóstico, você pode começar a entender melhor o que está acontecendo no cérebro do seu ente querido. Um diagnóstico ajuda a identificar que áreas e respectivas funções estão sendo afetadas. Regiões diferentes do cérebro controlam habilidades variadas — algumas envolvem memória, enquanto outras influenciam a linguagem, o movimento, a tomada de decisões ou regulam as emoções. Identificar as áreas do cérebro afetadas pode ajudá-lo a entender as mudanças no comportamento e nas reações da pessoa amada.

Por exemplo, como explica o Dr. Miller: "Os lobos frontais definem quem somos — se somos empáticos, se respeitamos os outros, se regulamos nosso comportamento, se conseguimos acompanhar da forma adequada o que os outros dizem. É nosso cérebro social, e essa doença ataca nossa natureza social — a parte do cérebro que nos permite amar e cooperar com os outros."

Isso significa que quando os lobos frontais são afetados, seu ente querido pode ter dificuldade de controlar impulsos, demonstrar empatia ou regular as emoções de um modo que parece estranho ou até ofensivo. Ele pode dizer coisas inadequadas, perder a capacidade de seguir códigos sociais ou reagir sem a menor consideração pelos sentimentos alheios. Mas reconhecer que essas mudanças têm raízes na doença, que não são intencionais nem resultam da falta de empatia, pode ajudar a lidar com as interações com mais paciência e compreensão.

Um diagnóstico preciso também traz a possibilidade de sua pessoa amada participar de estudos em andamento e receber tratamentos adequados à doença e às suas necessidades específicas. Além de permitir que você encontre o apoio de que *você* precisa. Por exemplo, agora você pode procurar um grupo de apoio formado por pessoas que lidam com o mesmo diagnóstico.

"Havia um jovem de 23 anos de idade, filho de um de nossos pacientes internados, que estava participando do grupo de apoio a pacientes com Alzheimer, mas todos os outros participantes estavam na casa dos setenta, então ele odiava ir", explica Katie Brandt, mestre em gestão e diretora de serviços de apoio a cuidadores na Unidade de Distúrbios Frontotemporais do Massachusetts General Hospital, que cuidou do marido até a morte dele, em decorrência da DFT. "Mas, quando descobriu que o pai tinha DFT, encontrou um grupo de apoio a pacientes precoces. Lá, ele se conectou com outros jovens universitários que têm um dos pais vivendo com demência e sentiu-se muito menos sozinho."

O conhecimento é poderoso e serve de incentivo. Quando olho para trás, eu gostaria de ter lido mais livros sobre demência nos estágios iniciais da doença de Bruce, mas eu ainda não estava pronta para isso. Naquela época, eu andava para todos os lados feito uma barata tonta. Estava cuidando de nossas duas filhas pequenas, tentando separar as coisas e minimizar o que estava acontecendo, enquanto também tentava entender e nos isolava para poder "descobrir e consertar" as coisas.

Mas, com o tempo, tornei-me capaz de aprofundar minha formação em andamento. Isso tem me dado muito conforto e me ajudado a acalmar os nervos. Como diz Teepa: "O conhecimento é a chave para a redução do estresse." Para mim, isso significa ler muito e consultar médicos, especialistas e outros profissionais sobre o que está acontecendo agora e sobre o que virá. Para você, pode significar entrar para um grupo de apoio, seja on-line ou presencial, seguir especialistas em cuidados de pacientes com demência nas redes sociais em busca de dicas práticas, ouvir podcasts ou assistir a vídeos educativos e participar de oficinas ou seminários on-line sobre o assunto, conectar-se com outros cuidadores para compartilhar experiências e trocar conselhos, manter um diário para acompanhar as mudanças e refletir sobre suas emoções, buscar acompanhamento profissional ou fazer terapia em busca de apoio.

Eu acho que há um ponto na caminhada do cuidador em que é preciso um pouco de técnica e método. É claro que ninguém tem bola de cristal, e os médicos não sabem nem podem me dizer como a doença vai progredir. (Há quem diga que: "Se você já viu uma pessoa com demência, você viu apenas uma pessoa com demência.") No entanto, eu posso me informar sobre outros pacientes que eles trataram, e isso me ajuda a saber o que esperar e o que fazer para me preparar. Por exemplo, aprendi que nos estágios mais avançados da DFT, a incapacidade de o cérebro coordenar certos músculos pode tornar algumas ações automáticas, como engolir, desafiadoras e imprevisíveis.

Da primeira vez que ouvi isso, fiquei apavorada. Mas imagina se eu não tivesse essa informação. Ainda que não estejamos nem perto dessa fase, e eu torço para que ela nunca chegue, esse é um aprendizado que guardei para que eu me sinta mais bem-preparada para cuidar de Bruce se ou quando essa hora chegar. Passei tempo demais paralisada diante do que estava acontecendo; ter informações me permitiu parar de transformar tudo em uma catástrofe e fez com que eu me sentisse alguns passos à frente. Sou uma pessoa preocupada que gosta de planejar tudo com antecedência — e imagino que muitos de vocês também sejam assim. Por isso, tenho interesse em obter as informações que me preparem como esposa, cuidadora e mãe, para que eu não fique totalmente à mercê de quando, ou se, uma alteração, um novo sintoma ou qualquer outra coisa bater à nossa porta. Se nada acontecer, não precisarei recorrer ao conhecimento com o qual me armei. Mas gosto de saber que o tenho, só para garantir.

Ter um mapa dessa doença controlou minha ansiedade até certo ponto. Sinto-me fortalecida, capaz e preparada. E meu objetivo é descobrir: como posso me sentir mais estável durante o processo? Porque quando sinto os pés no chão, fico mais calma, sou uma cuidadora mais eficiente para Bruce e uma mãe melhor para minhas filhas, além de me sentir menos estressada, o que faz bem a minha própria saúde.

É claro que, se você se sente sobrecarregado diante de tanta informação, é melhor focar o que está à sua frente e as perguntas do dia, para não atropelar as coisas. Pense em três tarefas concretas com as quais consiga lidar. Talvez marcar uma conversa com o neurologista, com um enfermeiro profissional ou com um especialista a fim de entender melhor o diagnóstico e o plano de tratamento; criar uma tabela simples ou usar um calendário para acompanhar a administração dos medicamentos, os horários das consultas e as rotinas diárias, tudo para que você não se sinta sobrecarregado. Uma vez concluídas essas tarefas e depois de ter encontrado seu ritmo, acrescente apenas o necessário à lista. Como cuidadores, precisamos fazer tudo ao nosso alcance para diminuir a ansiedade.

Peça para que as pessoas ao seu redor se informem

Peça para que sua família e seus amigos também busquem se informar sobre a doença. E note que a minha recomendação é para que *eles* devem buscar essa informação, não *você*.

Na Conferência Educacional da Associação para Degeneração Frontotemporal, em Houston, Texas, no ano de 2024, participei de uma sessão com Arlene Schollaert, mestre em Assistência Social e diretora dos serviços de apoio familiar do Amazing Place. Ela sugere pegar panfletos sobre a doença do paciente sob seus cuidados (como o que recebi no dia de nosso diagnóstico) no consultório médico ou em organizações de apoio e distribuí-los entre parentes e amigos. Assim, você não precisa se exaurir explicando a doença repetidamente ou tendo que responder a perguntas para as quais não tem resposta. (Até hoje, tenho dificuldades em descrever a DFT, pois há diferentes variantes da doença, e, mesmo quando explico tudo direitinho, ainda me deparo com olhares assustados ou com a pergunta: "Ele sabe quem é você?", ao que respondo: "Sim. Ele não tem Alzheimer.") Deixe que os outros absorvam a informação no próprio tempo, quando estiverem dispostos a fazê-lo e quando quiserem saber mais. Incentivar familiares e amigos a aprender sobre a doença fará com que todos se sintam no mesmo barco em relação ao tratamento (ou à falta dele), às necessidades diárias e ao que está por vir. Assim, você não será bombardeado com perguntas como: "Você já tentou fazer isso?" ou "Já tentou fazer aquilo?" (Retomaremos esse assunto no Capítulo 9.)

Encontre um especialista

Antes de divulgar o comunicado da família sobre o diagnóstico da DFT, eu tinha muito receio de conversar com qualquer um, com exceção dos médicos, sobre o estado de Bruce. Eu tinha medo do vazamento de informações antes que nossa família se sentisse pronta para compartilhá-las e de todos os rumores que surgiriam. Mas, depois que decidimos tornar o assunto público, uma das primeiras coisas que me dispus a encontrar foi um "especialista em demência".

Eu queria que um especialista me guiasse pelo trabalho de cuidadora de alguém com DFT e ampliasse as habilidades que eu estava adquirindo. Como filha única de mãe solo, sou perfeccionista em tudo que faço. Tornar-me a cuidadora daquele que amo não seria uma exceção. Eu queria ter certeza de que faria o melhor possível por Bruce e nossa família. Estava desesperada para me conectar com alguém que soubesse os meandros da minha nova rotina e que pudesse validar o que eu estava fazendo da forma correta e apontar o que eu não estava. Para tudo há um professor, e eu tinha certeza de que deveria haver um especialista nos cuidados de pacientes com demência. Recorri ao Google e pesquisei o termo, e foi aí que encontrei Teepa Snow. Li sua biografia e tudo sobre sua empresa, a Positive Approach to Care, e pensei: *É ela.*

Entrei em contato para marcar uma consulta e, quando conversamos, Teepa se mostrou muito bem-informada sobre DFT, demência e, claro, o trabalho de pessoas cuidadoras. Ela respondeu a todas as minhas perguntas urgentes e me apresentou a ideias novas e atualizadas que me ajudaram a ajustar algumas das minhas novas habilidades.

É impressionante como os mínimos detalhes podem fazer a diferença na interação com o paciente sob seus cuidados e contribuir para fortalecer sua autoconfiança. Por exemplo, Teepa me disse para não usar roupas pretas e sugeriu que eu substituísse todos os capachos de casa que tivessem essa cor. Para quem tem demência, uma área na cor preta pode parecer um buraco, por isso, usar uma camiseta preta pode causar a impressão de estar diante de uma cabeça flutuante, e um capacho preto pode parecer um buraco no chão. Ela também me disse para ficar ao lado de Bruce quando conversasse com ele, que é uma posição não confrontadora, em vez de me posicionar diante dele, o que às vezes pode parecer uma postura agressiva para o paciente. Teepa me deu ótimas dicas sobre nuances desse tipo e foi muito atenciosa. A empatia que ela demonstrou me fez sentir vista, ouvida e menos sozinha. Poder enfim conversar com alguém que entendia o que eu estava vivenciando me trouxe as sensações de conexão e pertencimento que eu havia perdido.

O conhecimento e a orientação de Teepa têm sido muito valiosos para minha família, mas sei que nem todo mundo tem acesso a consultas privadas. Felizmente, Teepa oferece informação gratuita em suas redes sociais — YouTube, Facebook e Instagram —, em seu site, teepasnow.com, e em seu podcast. O conhecimento está disponível para quem precisar, fornecendo apoio e informação aos cuidadores.

Muitos especialistas em demência e em cuidados aos pacientes fazem a mesma coisa. Você pode encontrar o mais adequado para o seu caso:

- **Buscando recursos on-line.** Sites de organizações como *Alzheimer's Association* e a *Association for Frontotemporal Degeneration* oferecem informações e apoio valiosos.
- **Conectando-se com profissionais de assistência social ou enfermagem no consultório de neurologia.** Eles costumam ter informação atualizada sobre recursos locais, grupos de apoio e programas que podem ajudar a guiar você na direção certa.

- **Fazendo parte de um grupo de apoio.** Você pode se relacionar com outros que entendem sua jornada no Facebook ou em grupos locais.
- **Ouvindo podcasts, assistindo a vídeos no YouTube e seguindo especialistas confiáveis nas redes sociais.** Tente pesquisar termos como "especialistas em cuidado" e "como cuidar de pacientes com demência".

CONHEÇA AS QUATRO VERDADES DE TEEPA SNOW SOBRE DEMÊNCIA

Uma das partes mais difíceis de lidar com a doença é aceitar o que ela de fato significa. Quando Bruce foi diagnosticado, eu pesquisei qualquer coisa que me explicasse o que estava por vir. Foi quando encontrei "As quatro verdades de Teepa Snow sobre demência". São verdades difíceis de ouvir, mas, por outro lado, oferecem uma base importante para o entendimento da doença:

- **Há pelo menos duas partes do cérebro que estão morrendo.** Formas diferentes da doença afetam partes diferentes do cérebro, impactando tudo, desde a memória e a fala até a personalidade e o movimento.
- **Demência é uma doença progressiva: evolui e piora.** O que funciona hoje pode não funcionar amanhã. Os sintomas mudam, e os cuidadores precisam de adaptação constante.
- **Não existe cura ou controle; é uma doença crônica.** Ao contrário de uma doença temporária, a demência é para o resto da vida e requer acompanhamento e apoio contínuos.
- **Demência é uma doença grave que evolui para a morte.** Essa é a verdade mais dolorosa de todas. É uma doença que, no fim, tira a vida da pessoa.

Da primeira vez que ouvi essas verdades, lembro-me de ter me sentido sem chão. Mas, com o passar do tempo, percebi que entendê-las me permitiu mudar de atitude. Em vez de lutar contra o inevitável, consegui focar o que realmente importava: tornar os dias de Bruce o tão significativos e confortáveis quanto fosse possível enquanto também cuidava de mim mesma no processo.

Se você tem dificuldade de encarar essas verdades, saiba que não está só. Permita-se tempo para assimilá-las no seu ritmo e saiba que, ainda que não seja possível mudar a realidade da demência, *é possível* mudar como você aborda ela.

Separe o indivíduo da doença

O livro de Teepa Snow, *Understanding the Changing Brain: A Positive Approach to Dementia Care* [Como entender o cérebro em transformação: Uma abordagem positiva sobre o cuidado de pacientes com demência, em tradução livre], foi uma leitura importante para mim. Consegui entender o funcionamento de um cérebro saudável e o que acontece com o cérebro de alguém com demência. Um olhar mais aguçado para o modo como o cérebro de Bruce estava se modificando não foi nem um pouco menos devastador; toda essa experiência foi e sempre será desoladora para mim.

No entanto, quando percebi as mudanças em seu cérebro, fui capaz de separar o homem da doença. E isso foi muito importante. Eu ainda sinto raiva e ressentimento, mas esses sentimentos não são direcionados a Bruce; são direcionados à DFT, e eu ainda estou indignada com ela. Há uma diferença muito grande, e espero que você possa usar essa experiência para mudar sua forma de pensar. Assim que comecei a entender as limitações de Bruce, das quais ele não tinha culpa e que eram o resultado de seu cérebro se modificando, tanto minha mentalidade quanto minha experiência como cuidadora mudaram.

Como explica Teepa:

> No início, você acha que o indivíduo sabe o que está fazendo quando diz ou faz coisas que nunca disse ou fez antes. Ou você acha que ele entende você. Mas a verdade é que a doença eliminou essa capacidade. É como um ladrão que entra e rouba um pedaço do cérebro. Um indivíduo com demência faz o melhor que pode o tempo todo. Nossa função é perceber isso e tentar descobrir como ajudá-lo para que todos possam seguir em frente juntos.

Teepa também me ensinou a dizer para mim mesma: *O que ele está dizendo ou fazendo não é uma escolha. É o que resta de seu cérebro.* E aí percebemos que esse comportamento não é a pessoa que amamos. É a demência *dentro* dela.

"Tudo se desenvolve na mesma pessoa", disse-me Teepa. "Então é muito importante perceber a diferença entre o indivíduo e a doença. Do contrário, se você odeia a demência, fica fácil acreditar que odeia a pessoa também. Mas não odeia. Você a ama. Só está frustrada com o que está acontecendo com ela."

Há uma frase famosa de Francis Bacon: "Conhecimento é poder." Essa verdade se aplica a muitos aspectos da vida, mas em especial ao trabalho do cuidado. Para mim, quanto mais eu aprendia sobre o cérebro e a situação de Bruce, mas me sentia preparada para as minhas responsabilidades, como equilibrar o cuidado, as demandas diárias de minha família e o planejamento do que estava por vir. Aprofundar-me mais nas especificidades da DFT não só moldou a forma como passei a abordar cada dia e a atenção dedicada a Bruce, como também abrandou meu sistema nervoso, me dando mais calma e controle, por mínimos que fossem. Acima de tudo, consegui compreender melhor a pessoa que mais amo, meu marido, e cuidar dele com mais compaixão e dedicação.

O mesmo pode acontecer com você. Quanto melhor o entendimento da situação de sua pessoa amada, mais forte você vai se sentir para percorrer a estrada à sua frente. O conhecimento não muda a realidade da doença, mas pode mudar o modo como você se posiciona, como lida com ela e como encontra momentos de paz em meio às incertezas.

PERGUNTAS E RESPOSTAS, COM TEEPA SNOW

Não posso contar minha história de cuidadora sem falar de Teepa e todo o apoio e esclarecimento que ela proporcionou a mim, à minha família e, por fim, aos cuidadores profissionais. A seguir, um pouco mais de sua visão valiosa.

Por que é importante ensinar a entender o cérebro em transformação?

Entender os fundamentos de como o cérebro funciona é importante para a conscientização de que a demência traz mudanças irreversíveis; mas, ao mesmo tempo, há habilidades que podemos amplificar para tornar a vida melhor para todos. Além do mais, é esperado que famílias, sem qualquer treinamento — nenhum mesmo — cuidem desses indivíduos. Nenhum médico ou especialista treina essas famílias. Eles só falam: "Faça o melhor possível e, depois disso, há uns remédios que podem ajudar — talvez não funcionem —, mas eles não vão mudar a doença. Ah, e é possível que, no fim, você precise internar o indivíduo em alguma instituição." Em outras palavras, você ouve que essa doença vai piorar e que depois vai piorar *muito*. E com o tempo descobre que seus dias a partir de agora terão 36 horas, sem nada de bom, tudo horrível, e que essa experiência vai destruir você. Que forma terrível de passar os próximos cinco, oito, dez, 12 ou quinze anos de sua vida. Mas, se você entende as mudanças que estão acontecendo no cérebro, pode começar a fazer algumas mudanças na sua vida. Pode descobrir como se adaptar. Porque nem tudo é horrível ou tenebroso. Sim, é difícil, e eu não desejaria isso ao meu pior inimigo. Mas se acontecer, aconteceu. Então como passar por isso e aprender alguma coisa? Como construir uma vida nova, uma vez que é só o que você pode fazer? E como fazer as pazes com a situação e seguir adiante? Caso contrário, você só vai perder tempo desejando o que não pode ter.

Por que é importante receber um diagnóstico e saber a diferença entre cada tipo de demência?

Quanto mais entendemos um diagnóstico específico, melhor podemos nos posicionar para fazer o que for preciso. Acho muito improdutivo rotular de Alzheimer o que não é Alzheimer. Por quê? Porque cada forma de demência é muito diferente, então, dependendo do diagnóstico, as habilidades do indivíduo serão muito diferentes. Muitos acham que isso não importa, especialmente porque não existem medicamentos específicos para cada condição. Mas um diagnóstico claro influencia o modo de levar a vida. E você pode viver de uma forma muito mais sábia, com o apoio adequado e com treinamento apropriado à doença específica. Por exemplo, quando trabalhei com você e Bruce, era evidente que as palavras eram um desafio para ele. Então eu disse a você e às pessoas próximas que parassem de usar muitas palavras para evitar que ele se estressasse. Em vez disso, fazia mais sentido usar gestos simples.

O conhecimento é fundamental para a redução do estresse. Entenda as transformações que ocorrem quando alguém desenvolve a doença e o modo como isso pode impactar expectativas, interações, interesses, relacionamentos e resultados. Dessa forma, você poderá buscar o apoio adequado — apoio para você, para seu ente querido, para a família e para as finanças também.

É correto dizer que o cérebro está morrendo? Ou está funcionando mal?

No início da doença, o cérebro passa por algumas disfunções. As mudanças nas células cerebrais e nas substâncias químicas que transmitem mensagens entre elas podem causar alguns desajustes. Mas, quando chegamos à palavra "demência", já há tecidos morrendo, que não estão mais disponíveis. Algum tecido restante no cérebro se apresenta e diz "deixa que eu ajudo", e é aí que você passa a ouvir palavras proibidas saindo da boca do indivíduo ou é quando ele passa a fazer coisas que jamais faria. Via de regra, o controle sobre os impulsos, as tomadas de decisão, o sequenciamento, a linguagem e a compreensão são impactados.

Pense nisso…

Que informação adicional você pode procurar sobre a doença de seu ente querido e onde pode encontrar essa informação?

TRÊS

Crie uma comunidade e faça conexões

Não há como fugir do sofrimento, da dor, do desamparo. Há apenas, talvez, uma parede humana de conforto na qual se apoiar.

PATTI DAVIS,
em seu artigo para o New York Times, *"Bruce Willis, My Father and the Decision of a Lifetime"* [Bruce Willis, meu pai e a decisão de uma vida, em tradução livre].

Na formatura do sexto ano de minha filha Mabel, cada criança tinha de se levantar e fazer um breve discurso. Um dos colegas de Mabel falou sobre a importância da comunidade e começou com esta definição, que achei muito bonita: "Comunidade: substantivo, um sentimento de companheirismo para com os outros que resulta do compartilhamento de atitudes, interesses e objetivos em comum." Isso me tocou muito porque sei o quanto a presença de uma comunidade de cuidadores foi importante para meu entendimento desse desafio; foi uma virada de página que eu não sabia ser tão necessária. E, por muito tempo, resisti a ela.

Eu me convenci de que podia dar conta de tudo sozinha, de que pedir ajuda era desnecessário ou mesmo um sinal de fracasso. Mas a verdade é que aprendi que ninguém pode passar por isso por conta própria, nem deveria. Quem quiser seguir por essa estrada sem se perder por completo, precisa deixar que outros caminhem junto. É preciso buscar ajuda, mesmo que seja desconfortável, porque o trabalho de quem cuida não deve ser solitário. Aliás, isso pode até ser perigoso.

Desde muito pequena, por causa do divórcio de meus pais, internalizei que às vezes era melhor não contar com os outros, apenas comigo mesma.

De uma hora para a outra, deixamos de ser uma família de classe média e passamos a ser uma na qual minha mãe e eu tínhamos de lutar para sobreviver. Mas minha mãe reagiu à altura. Como mãe solo, fez tudo que estava ao seu alcance para botar comida na mesa, um teto sobre nossas cabeças e presentes embaixo da árvore de Natal. Ela não recusava nenhum serviço, fosse limpar a casa de alguém ou oferecer a degustação de algum novo produto no mercado. Mais tarde, ela trabalhou com agenciamento de atores em uma pequena agência situada em Orange County, na Califórnia, foi agente de modelos quando voltamos para Londres, criou a própria revista de moda e, por fim, tornou-se minha agente quando comecei minha carreira de modelo. Sua determinação era verdadeira e implacável, e ela fazia tudo sozinha. E, assim, ela me criou para ser independente e me virar no mundo para que eu não precisasse depender de ninguém. Contudo, eu também aprendi a esconder meus sentimentos, bancar a corajosa e seguir em frente. Para mim, pedir ajuda era um sinal de fraqueza e significava que eu não era autossuficiente.

Todos nós temos traumas que carregamos vida afora. Quando olho para os meus, sei que foram eles que me fizeram quem sou hoje em dia — forte, versátil e resiliente. Sou grata pelas lições de vida que recebi e pelo quanto elas têm me ajudado a atravessar esse novo capítulo de minha vida, ciente de que sou capaz de dar conta do que for preciso, em qualquer circunstância, na condição de mãe solo. Aprendi com minha mãe que podemos fazer coisas difíceis sozinhas e que nem sempre precisamos pedir ajuda. Mas, estou aprendendo a me desvencilhar dessa teia, porque ela *não* me serve agora. Não é possível cuidar de um paciente com demência sem ajuda. (E não sou eu quem está dizendo isso. Todo especialista e pessoa cuidadora com quem conversei a respeito deste livro e do diagnóstico de Bruce diz a mesma coisa. Todos. Sem exceção.)

Quando suspeitei de que alguma coisa estava acontecendo com Bruce, mas não encontrei respostas, nunca cogitei pedir ajuda. Em vez disso, fiquei isolada tentando entender e lidar com a situação por conta própria. Eu mantive as suspeitas em segredo porque, como já mencionei, estava preocupada em não alimentar as fofocas dos tabloides. *Em quem confiar?*, eu pensava. *E o que eu diria, afinal?* Eu era uma jovem mãe de duas crianças pequenas e casada com um marido relativamente jovem, então, mesmo que eu quisesse buscar ajuda, não conhecia ninguém que tivesse alguma familiaridade com a situação. Eu tinha tão pouca informação que nem sabia que tipo de apoio procurar, se é que existia algum. Além disso, à medida que a doença progredia, eu estava às voltas com a educação de duas crianças, então a frequência de conversas adultas que fazia parte da minha rotina era cada vez menor. Eu tinha a impressão de que o mundo estava encolhendo ao meu redor.

Você se identifica com essa vontade de se isolar? De dar conta de tudo? De não procurar ajuda? Talvez você tenha sido criado para ser forte e resolver tudo sozinho e supõe que ninguém entenderia nada. Ou talvez tenha a ideia de que cuidar de um membro da família é algo que só você pode fazer. Talvez ache que pedir ajuda é sinal de fraqueza ou não queira incomodar os outros. Mas ninguém pode fazer essa viagem sozinho.

Toda travessia de uma pessoa cuidadora pode ser solitária e reservada, mas o caminho de quem cuida de pacientes com demência pode ser ainda mais. A ausência de decisões compartilhadas ou de conversas relevantes com quem se ama aumenta a sensação de isolamento. Como Bruce não pode se comunicar comigo (por causa da variante de DFT que ele tem, afasia progressiva primária), eu preciso tomar as decisões por ele, independentemente do assunto. Não posso perguntar como ele se sente, o que há de errado ou se está com dor. Por isso, preciso ler sua linguagem corporal ou olhar em seus olhos para entender o que o está incomodando ou o que ele está sentindo. Eu comparo essa situação ao instinto de pai e mãe. Basta olhar para um filho para perceber que algo está errado. E basta eu olhar para Bruce para saber se o pescoço está doendo ou se ele está com dor de cabeça. Essa responsabilidade aumenta o estresse. Sem você, a pessoa amada não pode se cuidar sozinha, de modo que, além de você ter de lidar com os próprios sentimentos, a vida dela está praticamente em suas mãos. Não à toa, aqueles que cuidam estão sempre no fim da fila. Estamos o tempo todo focados no outro.

Mas, no fim das contas, para cuidar de quem você ama, é preciso cuidar de *você*. Isso significa ter um espaço seguro onde seja possível abrir seu coração, soltar a respiração, chorar ou rir. Um lugar seguro para aprender dicas e truques, encontrar recursos, receber *feedback* em áreas que talvez possam ser melhoradas e legitimar suas decisões. Esse lugar seguro é a comunidade de pessoas cuidadoras.

"Ainda não temos a cura para a demência, mas *existe* cura para o isolamento e a solidão que tantas vezes acompanham um diagnóstico", diz Katie Brandt, da Unidade de Distúrbios Frontotemporais, no Massachusetts General Hospital. "A comunidade é a cura."

Por que a comunidade importa

Quando alguém faz parte de uma comunidade e se vê diante de outros que entendem o que está vivendo, é possível respirar. Uma comunidade permite que você não banque a figura forte e independente o tempo todo. É possível relaxar os ombros e dar vazão aos sentimentos. Não é necessário fingir, podemos ser nós mesmos.

Bruce vivia me dizendo: "Cabeça erguida, peito estufado." Isso funciona quando estou por aí, conversando com outras pessoas, ainda mais quando me fazem a pergunta complicadíssima: "E o Bruce, como está?" Eu não faço ideia de como responder a essa pergunta. Minha reação imediata, sem filtros, seria dizer: "Bom, ele tem DFT, como *você acha que ele está?!*" É, eu sei que essa pergunta vem de um lugar de amor e consideração. E, é claro, é melhor perguntar do que ficar cheio de dedos; mas é muito difícil responder sem perder o controle. Por outro lado, quando estou com pessoas mais próximas, com minha comunidade, meus ombros relaxam, eu posso chorar, e ninguém fica confuso ou se perguntando o que está acontecendo. Eu posso ser eu mesma, mostrar meu eu mais autêntico. E, quando penso nisso, vejo que os membros de minha comunidade sequer perguntam como Bruce está, pois sabem como é complicado responder. Em vez disso, dizem: "Como você e as meninas estão?" Eles me veem. Eles me entendem. Eles me legitimam. E, em um caminho tão incerto, receber esse tipo de apoio e ser vista não têm preço.

Acima de tudo, em sua comunidade, não há julgamentos. Como já falei em outro momento, às vezes parece que a única emoção que quem cuida tem permissão de expressar é a tristeza. Compartilhar qualquer outra, como frustração, sofrimento, raiva, ressentimento, exaustão ou mesmo momentos de alegria pode gerar uma boa dose de julgamento por parte de quem não tem um paciente sob seus cuidados, pois, aos seus olhos, aquele de quem cuidamos está em uma situação pior do que a nossa. Sem dúvida, nós entendemos que é *a pessoa que a gente ama* quem tem demência, e, acredite, se pudéssemos extirpar a doença e voltar para nossa vida, nós o faríamos num piscar de olhos. Mesmo assim, enfrentamos uma gama de sentimentos e emoções complexos, e é justo que possamos expressá-los sem julgamento. Porque, se não pudermos ser verdadeiros diante de familiares e amigos, e, em vez disso, formos mal interpretados, vamos acabar nos isolando, e isso afeta tanto a saúde física quanto a mental. Todo mundo precisa ser capaz de se expressar e de conversar com sinceridade, caso contrário, a pessoa fica esgotada. A palavra inglesa para doença é *disease*, e não é à toa. (Alguns adeptos da medicina holística hifenizam a palavra, *dis-ease*, para enfatizar a ideia de que o adoecimento [dis] remete à noção de desequilíbrio ou de perturbação do bem-estar [ease], seja ele físico, emocional ou espiritual.)

"Quem cuida tem emoções complexas. É claro que há amor", explica o osteopata e cofundador do centro de saúde integrativa Entelechy Medical & Dental Community Center, Habib Sadeghi, com quem tive o privilégio de conversar duas vezes por mês sobre minha situação pessoal. "Mas se não admitir a culpa, a vergonha, o sofrimento e a sensação de perda, você não será capaz de acessar o amor, e se permanecer com esses sentimentos, a situação vai tomar conta de você, e isso é uma porta aberta para vícios, ansiedade, exaustão e confusão." A comunidade é um bom lugar para conhecer pessoas com emoções semelhantes. Sua saúde e sanidade dependem disso.

Veja bem, eu entendo. Ninguém *quer* fazer parte dessa comunidade, porque significa, automaticamente, que a pessoa amada está doente. Ninguém escolhe passar por isso. Mas, considerando que você não tem o luxo da escolha, minha sugestão é confiar na comunidade, aceitar o acolhimento e buscar o apoio de que você precisa. Peça ajuda, aceite a ajuda e usufrua de tudo que os outros tenham a oferecer ao longo do caminho. A comunidade e as conexões são uma parte bonita dessa viagem; são camadas importantíssimas da minha vida, e o quanto antes você se tornar parte disso tudo, melhor.

Hoje, faço parte de um pequeno círculo de pessoas próximas que têm me acompanhado nessa jornada, que me inspiram e me proporcionam muito conforto, e eu aprendo com elas todos os dias. Uma das melhores coisas de encontrar minha comunidade foi perceber que todo mundo compartilha dos mesmos sentimentos, mesmo que nossas histórias sejam diferentes. Quando você cuida de alguém com demência, todos esses sentimentos formam um pacote. Mas você não sabe disso até conversar com quem está no mesmo barco. Acredite em mim, nada se compara à sensação que você vai ter quando perceber isso e puder enfim respirar aliviado.

Há vários tipos de pessoas que me ajudam nesse processo. Vou falar sobre elas nas próximas seções, na esperança de que isso também o ajude a encontrar as suas.

A pessoa que está à frente de você na caminhada

Um dos principais membros de sua comunidade é a pessoa que está alguns passos à sua frente na jornada do cuidado, porque ela pode compartilhar conhecimento sem estar longe demais para ser capaz de demonstrar empatia para com sua situação atual. Para mim, essa pessoa é minha amiga Franne.

Não foi fácil manter o controle durante o processo de busca por um diagnóstico. Como você bem pode imaginar, foi uma época confusa e estressante em que eu guardava tudo em segredo. Um dos poucos contatos que eu mantinha por perto era um dos melhores amigos de Bruce, o compositor, produtor musical e executivo da música Robert Kraft. Os dois se conhecem há décadas, desde antes da fama. Inclusive, quando Bruce saiu de Los Angeles para o teste de elenco de *A gata e o rato*, ele se hospedou na casa de Robert. Tudo isso para dizer que Robert o conhece como ninguém e também já tinha percebido que ele andava estranho. Ele viu como o estresse daqueles dias tão confusos estava me afetando. Uma noite, Robert me ligou: "Conheço alguém que está passando por uma situação muito parecida. Ela se chama

Franne Golde. É uma compositora fantástica e uma amiga próxima com quem trabalho há décadas, e o marido dela, Paul, tem Alzheimer precoce. Tenho certeza de que você pode confiar nela." Paul, que tem quase a mesma idade de Bruce, estava na melhor fase da vida, assim como Franne, quando foi diagnosticado.

Em um primeiro momento, duvidei. *Como alguém pode entender a real complexidade da minha realidade?*, eu me perguntei. Sim, Franne e eu compartilhávamos a história de ter um marido convivendo com alterações cognitivas e o sofrimento que isso causa. Por outro lado, o marido de Franne tinha um diagnóstico claro, coisa que naquela época nós não tínhamos. Na verdade, nem em meus piores sonhos eu imaginei que Bruce tivesse alguma forma de demência. Naquela época, a intensa tristeza ainda não havia se instalado. Eu ainda estava em estado de negação diante do fato de que ele não estava bem; eu não tocava no assunto com ninguém, nem mesmo com minha mãe, para quem conto tudo. Estava vivendo em segredo e não tinha me dado conta do quanto isso estava me sobrecarregando, então não fazia ideia de como a conexão com alguém me ajudaria.

Para minha sorte e apesar de minha hesitação, Robert insistiu para que eu entrasse em contato com Franne. Eu estava tão habituada a erguer uma cortina de fumaça em torno da situação e de nossa família que, antes da primeira ligação, fiquei repetindo para mim mesma: *Emma, seja sincera, diga a verdade.* Devo ter ouvido meu próprio conselho, porque minha amizade com Franne nasceu com a palavra "alô". Assim que começamos a conversar, comecei a compartilhar minha história e não parei mais. Embora o marido de Franne tivesse um diagnóstico e Bruce, não, nossas histórias e nossos sentimentos eram muito parecidos. Eu pude desabafar sem reservas: sobre o medo inicial de que meu casamento estivesse em crise, a angústia por não saber colocar em palavras o que eu sentia e o desconforto e a incerteza diante do adoecimento de meu marido. Franne se identificava com a situação, me ouvia com atenção e validava minha experiência. Quando ela disse que me entendia perfeitamente, senti um grande alívio. O balão de vergonha, sofrimento, tristeza e ressentimento que eu vinha segurando desinflou na mesma hora. Eu não tinha me dado conta dessas emoções até expressá-las. Meus olhos se encheram de lágrimas, e eu me senti em casa.

Acredito que você vai sentir o mesmo alívio quando se abrir com alguém sobre sua caminhada, porque quando alguém diz "eu te entendo" ou "eu também", a sensação é de que tiraram uma mochila muito pesada de nossas costas. Há um ditado que diz: "Estamos doentes na medida de nossos segredos", e eu acredito nisso. Encontrar alguém com quem você se sente confortável e com quem pode ter uma conversa franca é libertador, e, durante essa trajetória, você quer se sentir o mais livre possível. Diminuir a própria sobrecarga dessa maneira é uma das poucas coisas que você pode controlar em uma situação na qual quase tudo está fora de controle.

Desde então, Franne e eu temos conversado e construído uma amizade muito forte. Ela não julga, e eu posso lhe confiar todas as minhas emoções. Há vezes em que ligo para ela apenas para dar uma boa chorada. Quando conto como estou me sentindo, ela me entende, pois já passou pela mesma coisa. Há temas sobre os quais posso conversar com ela que ninguém mais entenderia, e coisas que nos fazem rir que ninguém mais acharia engraçadas. (É importante encontrar humor nesse processo!) Fico impressionada com sua força e sou muito grata por ela estar alguns passos à minha frente. Nossa conexão também me ensina a ser mais honesta e a confiar no fato de que posso me aproximar dos outros para ouvir e talvez até ajudar, em vez de permanecer isolada, erguendo muros.

Um dia, Franne me contou como eles revelaram o diagnóstico de Paul à família, aos amigos e aos colegas em uma postagem no Facebook. Ela me explicou que o gesto tinha sido muito libertador. Na época, eu estava fazendo tudo ao meu alcance para esconder minhas suspeitas de que havia alguma coisa errada com Bruce, então invejei sua capacidade de se abrir dessa forma. *Poder abrir o jogo? Que alívio! Deve ser tão libertador*, pensei. Poder ser sincera era meu objetivo. Mais tarde, quando nossa família compartilhou a notícia do diagnóstico com o público, parte da motivação para esse gesto veio do exemplo de Franne, que nos mostrou o alívio que esse tipo de sinceridade era capaz de proporcionar. Com a ajuda de Franne, percebi que eu não preciso mascarar minhas emoções o tempo todo e seguir em frente, e que não há motivos para eu me afastar de tudo e de todos. Se eu continuasse a agir assim, tudo o que ia conseguir seria aprofundar a sensação de isolamento na qual eu já estava me afundando.

Em dezembro de 2022, Franne perdeu seu amado Paul para complicações decorrentes da demência precoce. Testemunhar seu amor incondicional e a ternura com a qual cuidou de Paul moldou profundamente meu caminho de cuidadora.

"Você quer ter por perto alguém que diga: 'Eu sei que é difícil, mas há esperança. Eu quero que saiba que dias melhores virão. Que saiba que vai ser capaz de voltar a sorrir. Que o choro pode durar a noite inteira, mas que a manhã trará alegria'. Mas somente outras pessoas cuidadoras podem dizer essas coisas, porque elas entendem sua tristeza e sua necessidade de encontrar esperança."

TY LEWIS,
ativista, educadora e especialista em demência, cuidadora da própria mãe

---

A PESSOA CAPAZ DE DAR *FEEDBACKS* SINCEROS

Outra vantagem de ter ao seu lado alguém que conheça sua luta é o fato de essa pessoa poder cuidar de você como poucos. Às vezes, isso significa dizer umas verdades que talvez você precise ouvir. Para mim, essa pessoa também foi Franne. Antes do diagnóstico de DFT, nós fomos convidados a fazer uma viagem para o México. Seríamos eu, Bruce, Mabel e Evelyn, amigos próximos da família e alguém para me ajudar a cuidar de Bruce. Minha intuição dizia que essa seria a última viagem em família que faríamos com ele. Embora tirar alguém com limitações cognitivas de seu ambiente e de sua rotina possa ser difícil, o neurologista havia me dado um cauteloso sinal verde, por entender que essa viagem significava muito para mim. Eu tinha cuidado de cada mínimo detalhe para tornar a coisa toda segura e confortável para Bruce, e

Mabel e Evelyn estavam muito animadas para passarmos esse tempo juntos. Faltava uma semana para a viagem quando contei a Franne que iríamos para o México.

— Emma, que história é essa? Não interfira na rotina dele. Isso não vai ter cara de feriado, não vai ser a viagem que você está pensando e nem uma da qual vocês vão querer se lembrar depois. Você não pode fazer isso.

Senti um embrulho no estômago e um aperto no coração, mesmo sabendo que ela estava certa. Franne já havia passado por aquilo, então escutei suas palavras inequívocas. Não gostei do que ouvi, mas tive de aceitar. *Tudo bem, vou cancelar a viagem*, pensei, enquanto ela falava. E Franne continuou:

— Mas não cancele a *sua* viagem. Leve as crianças. Elas estão ansiosas, vocês precisam disso, e é bom que elas vejam você se divertir, sem estar estressada o tempo todo. E a gente sabe que o Bruce iria querer que vocês fossem.

Refleti sobre o que ela falou e fui com as crianças e nossos amigos para o México. E, nossa, quanta culpa e vergonha essa decisão me trouxe. Para completar, no início, as meninas ficaram chateadas porque o pai não estava lá. Mas quando lhes expliquei os motivos, elas entenderam. Mesmo sendo muito pequenas, conheciam a rotina do pai porque faziam parte dela. E entendiam o nível de atenção de que ele precisava; nada disso desapareceria como num passe de mágica só por estarmos no México. Aliás, precisaríamos de ainda mais cautela e atenção.

Fazer nossa primeira viagem em família sem Bruce foi devastador, mas Franne tinha razão, e eu apreciei a honestidade. Eu não faria a viagem mágica com a qual estava sonhando. Seria como estar em casa, mas em outro lugar e, portanto, uma situação mais estressante para todo mundo, inclusive para ele. Consegui providenciar o cuidado adequado para ele em casa e, no fim das contas, fizemos uma linda viagem. É claro que eu ficava preocupada todos os dias, mas fiz o possível para não dar mais peso do que o necessário a isso. Foi muito bom as meninas terem me visto completamente afastada da função de cuidadora, sendo apenas a mãe delas. Poder correr, mergulhar e brincar no mar sem precisar pensar e se preocupar com cada detalhe foi um luxo e o alívio de que as meninas e eu tanto precisávamos.

Franne foi meu primeiro vínculo com a comunidade, e sou mais do que grata a ela; e a Robert, por ter nos apresentado. Mas como você pode encontrar sua Franne, alguém que esteja alguns passos à sua frente nessa caminhada e que seja capaz de dar feedback, mesmo um que seja difícil de engolir? Em primeiro lugar, tenha certeza do que está procurando. Em seguida, se estiver aberto à ideia, manifeste sua vontade.

Acho importante dizer que sou uma pessoa muito prática. Não sou chegada a superstições. Se não posso ver ou tocar alguma coisa, é difícil acreditar que ela exista. Mas, nos últimos tempos, tenho aprendido que, às vezes, o caminho da demência pode se tornar tão árduo que é melhor confiar no processo e acreditar que existe alguma coisa maior que nós — pode ser seu Deus, Senhor, Mãe de toda a criação, ou mesmo algo intangível que você sequer consegue nomear — capaz de nos guiar e de nos levar adiante. No início, eu não diria que acreditava em manifestar uma ideia, ou sequer que eu entendia o conceito. Mas, olhando para trás, vejo que houve momentos em minha vida em que manifestei uma necessidade, pelo simples fato de ter muita certeza do que estava procurando.

Acho, inclusive, que manifestei Bruce. Tempos depois de romper com meu noivo, eu estava almoçando com uma amiga, e ela me perguntou como seria meu futuro parceiro ideal. Respondi que queria encontrar um homem que tivesse um emprego, senso de humor, que fosse carinhoso, engraçado e gentil. Ou seja, a definição de Bruce. Quatro semanas depois, ele reapareceu em minha vida.

Quer você chame isso de manifestar ou não, eu acredito no poder do pensamento, para o bem e para o mal, então é melhor termos consciência deles. Se isso faz sentido para você, por que não dizer ao universo que você está à procura de sua Franne? Diga em voz alta ou escreva o que deseja: "Estou à procura de alguém que seja _______ e _______". E, mesmo que isso lhe pareça meio sem sentido, mal não vai fazer. Vá direto ao ponto e veja o que acontece.

Dê uma olhada em sua rede de contatos. Pergunte no consultório do neurologista se eles sabem de outra família que esteja em situação semelhante, em busca de conexões. Diga aos amigos o que está procurando. Pergunte ao pastor de sua igreja, ao rabino do templo ou a qualquer outro líder comunitário se conhece alguém que cuide de um paciente com demência que possa ser apresentado a você. Caso se sinta confortável com as redes sociais, faça uma postagem no Facebook ou no Instagram. Com base em minha experiência, acho que há muitas pessoas nas redes sociais em busca de conexões relacionadas ao tema. E lembre-se de que sua Franne não precisa estar muito à sua frente para oferecer apoio, conexão e um porto seguro.

A pessoa que lhe serve de modelo

Outro membro importante em sua comunidade é alguém que lhe sirva de modelo ou em quem você possa se inspirar, como um exemplo de caminhada. Para mim, esse alguém é Patti Davis, escritora e filha do ex-presidente dos Estados Unidos Ronald Reagan. Em 2004, o pai de Patti morreu devido a complicações da doença de Alzheimer, aos 93 anos. Patti é uma amiga e mentora, e nós não nos conheceríamos se não fosse pelo fato de ambas termos em nossas vidas pessoas amadas com demência. Vou explicar como aconteceu.

No início de 2023, poucas semanas depois de nossa família divulgar uma nota sobre o diagnóstico de DFT, alguém me enviou o artigo que Patti havia escrito para o *New York Times* chamado "Bruce Willis, My Father and the Decision of a Lifetime" [Bruce Willis, meu pai e a decisão de uma vida, em tradução livre]. Ela dizia que nossa história a fez se lembrar de quando o pai compartilhou o próprio diagnóstico com o país, cinco anos depois de ter deixado a Casa Branca. "Companheiros americanos", escreveu o ex-presidente, "recentemente, fui informado de que sou um dos milhões de americanos que sofrerão com a doença Alzheimer." Patti contou que a mãe, Nancy Reagan, ligou para ela algumas horas antes de a carta ser divulgada. Patti entendia as complexidades de compartilhar essa informação com o mundo.

Depois da ligação, ela saiu para uma caminhada para apreciar as poucas horas de privacidade antes que a notícia do pai se tornasse pública. Sem saber, eu tinha feito a mesmíssima coisa. Na noite anterior à divulgação de nossa declaração, fiz uma caminhada, rezei, chorei bastante e disse: "Que se dane." Eu não sabia qual seria a reação do público ou da mídia, mas não fazia diferença. O compartilhamento servia para salvar nossa família, colocar as coisas no lugar sem mais cortinas de fumaça. Nós acolheríamos esse novo capítulo de nossas vidas, seríamos transparentes e viveríamos nossa verdade por inteiro. Isso também ajudaria nossas filhas. Eu não queria que elas achassem que o diagnóstico do pai era um segredo de família que elas tinham de guardar. Não queria que precisassem cochichar para fazer perguntas sobre a doença do pai. Não tinha por que ter vergonha. Nada disso é culpa dele. Eu não queria nenhum tipo de estigma vinculado ao diagnóstico. Era importante também que elas nos vissem abrindo o jogo e tentando conscientizar as pessoas em escala global, pois esse é o tipo de alcance que o pai delas tem. E eu não ia deixar a DFT escrever a história de nossa família; nós a escreveríamos. Eu sabia que Bruce ia querer que fizéssemos tudo ao nosso alcance para trazer paz a nossas vidas e, ao mesmo tempo, ajudar os outros.

Naquele artigo, Patti escreveu:

> Meu desejo para a família de Bruce, ao longo dessa estrada imprevisível e devastadora, é que aqueles ao redor deles saibam que, muitas vezes, o simples fato de estar presente é a única coisa a se fazer. Não há como fugir do sofrimento, da dor, do desamparo. Há apenas, talvez, uma parede humana de conforto na qual se apoiar.
>
> Eu passei por isso, senti isso — a atenção e a compaixão de estranhos que reservaram um tempo de sua vida para pensar em nós, preocupados em saber como estávamos. E há aqueles que a família de Willis jamais conhecerá, outras famílias que foram invadidas por essa doença cruel, que hoje se sentem um pouco menos sozinhos por causa da decisão de divulgar um diagnóstico que rasga nossa alma.

Quando li essas palavras, senti uma conexão imediata com Patti, embora nunca tivéssemos nos encontrado antes. Eu fui grata a sua consideração e ao fato de que ela entendia a imensa diferença entre o Alzheimer e a DFT. Ela percebeu toda a complexidade, e eu me senti vista. Tive vontade de pegar o telefone e ligar para ela, mas não tinha seu número.

E eu estava em processo de aprendizado, começando a entender como me apoiar nessa comunidade. Para ser sincera, duvidava de que precisasse fazer parte dela. *Eu sou jovem, e meu marido também*, eu pensava.

O tempo passou. Até que, um dia, recebi uma mensagem de Maria Shriver, mentora e amiga de nossa família de longa data: "Patti Davis me pediu para te entregar um livro." Meu coração quase parou. Era *Floating in The Deep End: How Caregivers Can See Beyond Alzheimer's.* Eu adorei o livro. Adorei o modo como Patti foi sincera e direta, sem nenhuma enrolação. Enquanto lia, eu me sentia legitimada. Sublinhei muitas páginas. Ainda o mantenho ao alcance da mão, caso precise consultá-lo. Dentro do livro, havia um cartãozinho escrito à mão, contendo seu número de telefone e a frase: "Se precisar, me telefone." Ela não precisou pedir duas vezes. Liguei na mesma hora! E fico feliz em dizer que somos amigas desde então.

Patti me ensinou muito sobre a importância de uma comunidade e de manter conexões, e eu admiro muito seu incrível discernimento. Ela contribuiu muito para a comunidade de cuidadores ao compartilhar sua história, escrevendo livros e criando grupos de apoio. Voltarei a falar de Patti neste capítulo e ao longo do livro, mas tê-la como modelo, alguém muito à minha frente nessa estrada, tem sido imensamente útil. Tente encontrar esse modelo em sua vida, porque a sabedoria e as lições que esse alguém lhe ensinará terão um valor inestimável. Você sequer precisa conhecê-la pessoalmente para ter a pessoa como modelo. Mesmo que eu nunca tivesse conhecido Patti, seu livro me ensinou muito e a colocou nessa posição em minha vida.

A seguir, algumas maneiras de se inspirar na sabedoria de sua pessoa modelo, mesmo sem conhecê-la de perto:

- **Leia livros.** Muitos especialistas compartilham conhecimento em biografias, guias e livros repletos de pesquisas.
- **Ouça podcasts.** A voz dessas pessoas e seus pontos de vista podem oferecer conforto e conselhos práticos.
- **Assista a palestras ou entrevistas.** Muitos líderes bem-preparados participam de conferências e congressos, ou compartilham ideias no YouTube.

- **Siga alguns perfis na redes sociais ou entre em blogs.** Muitos cuidadores e especialistas têm o hábito de fazer postagens com conselhos, reflexões e apoio comunitário.
- **Participe de conferências e grupos de apoio, virtuais ou presenciais.** Aprender com quem já passou por isso pode ter um valor incalculável. Mesmo que você não as conheça de perto, essas pessoas podem proporcionar orientação, força e uma sensação de solidariedade.

"Quem cuida precisa conversar. O contato humano é muito útil quando cuidamos de alguém com demência. É impossível fazer isso por conta própria. Encontrar outras pessoas pode nos ajudar a atravessar muitos momentos difíceis."

DRA. PAULINE BOSS,

professora emérita na Universidade de Minnesota, autora de seis livros, incluindo Loving Someone Who Has Dementia [Quando se ama alguém que sofre de demência, em tradução livre] *e cuidadora do próprio marido.*

Um grupo de apoio

Existe força, compreensão e inspiração na comunidade de cuidadores. E existe esperança também. Você pode encontrar tudo isso em um grupo de apoio. Os maiores benefícios vêm da percepção de que sua experiência e suas emoções são compartilhadas por outras pessoas. Você não está só.

"Você pode pensar: *Ninguém vai entender isso. Ninguém mais se sente assim*, até perceber que ao seu lado estão dez, quinze ou mais pessoas, e que todas elas entendem o que você diz", explica Patti. Todas pensavam e sentiam as mesmas coisas, e ainda por cima se sentiam sozinhas.

Patti me contou que, nos grupos que ela coordenava, era muito comum alguém dizer: "Às vezes só quero que tudo isso acabe." E adivinha só? Ninguém ficava chocado, confuso ou dizia: "Como você pode dizer uma coisa dessas?" Essa é a beleza da experiência compartilhada. "Você é um ser humano e tem permissão para ter pensamentos desse tipo. Em um grupo de apoio, você pode expressá-los", disse Patti.

Outro benefício de participar de um grupo de apoio é escutar indivíduos que estão em diferentes estágios do trajeto. Alguns estão no início, outros, no meio, alguns já até o concluíram. Você pode oferecer apoio a quem estiver adentrando esse universo, e é incrível a sensação de ajudar os outros do modo como gostaria de ter sido ajudado e se inspirar em quem está um pouco adiantado no processo. Você também pode encontrar esperança ao ouvir a história de cuidadores que sobreviveram bem a todo o processo. É uma percepção bonita de uma situação que pode ser tão assustadora e imprevisível. Sem falar que há grande chance de que, qualquer que seja o problema ou a dúvida da vez, haverá alguém no grupo que já passou por situação semelhante e pode oferecer conselho e conforto.

E há alguma beleza no acompanhamento de um grupo que se encontra com frequência. Além de amadurecer ideias juntos, o grupo passa a conhecer você e a valorizar seu progresso. Além de ser um lugar, como já dito antes, onde é possível conhecer sua Franne. E se isso não acontecer, tudo bem; você ainda pode achar alguém com quem compartilhar algumas risadas.

"Pacientes com demência fazem e dizem coisas engraçadas, mas somente outros cuidadores entendem esse humor", diz Patti, que me contou que todos riam muito nos grupos que ela coordenava.

Uma maneira de encontrar um grupo de apoio adequado é entrar em contato com organizações voltadas para a doença de seu ente querido em sua região. Nos Estados Unidos há a Association for Frontotemporal Degeneration (AFTD), Associação de Degeneração Frontotemporal, e a Alzheimer's Association [Associação do Alzheimer] que também abrange outras formas de demência. (Mais sugestões no meu site: emmahemingwillis.com.) Hoje, graças à nossa familiaridade com o mundo virtual, há vários grupos de apoio on-line para cuidadores.

Você pode se juntar a um deles no Facebook ou em outra rede social, ou montar seu próprio grupo a partir de uma postagem com detalhes sobre o tipo de grupo que você pretende criar.

Apenas um lembrete: às vezes é um processo de tentativa e erro até acharmos o grupo de apoio ideal, portanto não desanime caso não se identifique com o primeiro grupo que experimentar. Sugiro tentar alguns encontros; se não se sentir bem, tente o próximo.

"A conexão com pessoas em situação semelhante à nossa tem um poder incrível e diminui a sensação de solidão. Compartilhar nossa história com os outros é muito importante, tem poder de cura e pode proporcionar otimismo e esperança em uma trajetória muito desafiadora."

DAVID PFEIFER,
que cuidou da esposa com DFT.

Uma organização

Outra parte importante de sua comunidade pode ser uma organização voltada para a doença da sua pessoa amada. Eu encontrei recursos na AFTD e lá pude me conectar com outros cuidadores. Apenas um mês depois de divulgar a segunda nota de nossa família sobre o diagnóstico de DFT de Bruce, participei de meu primeiro evento sobre DFT, o AFTD Hope Rising Benefit [ação beneficente da associação para quem vive com demência frontotemporal], em Nova York, onde me vi cercada de gente que já atuou ou ainda atua na área do cuidado. Pude ver as feridas e os traumas que as marcavam de forma tão profunda, e seus gestos e acenos de compreensão foram acolhedores, reconfortantes e esperançosos. Todos tinham um olhar especial. Quando conhecemos alguém que já esteve em nosso lugar e enfrentou uma doença tão devastadora, percebemos que estamos todos no mesmo barco, mesmo que seu marido seja Bruce Willis. Naquele evento, eu me senti vista, talvez pela primeira vez na vida.

Ao montar sua comunidade, encontre a associação voltada para a doença específica do paciente sob seus cuidados e visite o website deles. Esses sites oferecem muitas informações, além de uma gama de recursos, tais como grupos de apoio, telefones para atendimento de apoio, datas de eventos voltados para o apoio a cuidadores, subsídios para contratação de cuidadores substitutos, informações sobre pesquisas e oportunidades de retribuição, entre outros.

ONDE ENCONTRAR SUA COMUNIDADE

- No consultório do neurologista — informe-se se há outra família ou outro cuidador com quem você possa entrar em contato
- Sua igreja, templo ou outro lugar de culto
- Redes sociais
- Hospital local
- Organizações como a AFTD ou a Alzheimer's Association
- Boca a boca — diga a amigos e familiares que você está procurando por outros cuidadores com quem possa conversar
- Eventos de saúde próximos a você
- Uma casa de repouso para pacientes com demência
- Crie seu próprio grupo de apoio. Você pode fazer isso a partir de postagens nas redes sociais ou à moda antiga, anunciando em um quadro de avisos

Amigos que não são cuidadores — no seu tempo

Não é fácil se abrir, chorar, reclamar ou mesmo rir com quem não entende o que significa cuidar de alguém com demência. Mesmo que você tenha uma família grande ou amigos próximos que têm o hábito de visitar seu ente querido, a não ser que morem com vocês, elas nunca entenderão como é difícil, traumático e triste estar na primeira fila enquanto assiste ao lento progresso diário da doença de quem se ama. Ainda que seus amigos que não são cuidadores sejam um elemento importante em sua comunidade, pode levar um tempinho até que eles façam parte dela.

No início, eu não tinha a menor vontade de sair e me conectar com quem não estivesse passando pela mesma situação que eu. Eu tinha sido diagnosticada com depressão, de modo que só de pensar em tentar fingir ser corajosa ou feliz, ou agir como se nada estivesse acontecendo, já era exaustivo. Eu tampouco queria ter de me explicar e estava frágil demais para encarar um monte de indagações e informar todo mundo sobre a doença. Por exemplo, as piores perguntas feitas por quem não é familiarizado com a doença eram (e ainda são): “Como o Bruce está? Ele está melhor?” Essas perguntas são gatilhos exaustivos porque me obrigam a explicar que ele nunca vai melhorar. Não existe cura ou tratamento. É uma conversa difícil e algo horrível de me ouvir dizer em voz alta.

Portanto, eu evitava marcar qualquer coisa. Recusava mais que aceitava os convites e me isolava. Com o tempo, e para surpresa de ninguém, os convites pararam de chegar, e as amizades, ou amizades em potencial, ficaram para trás. Honestamente, na época eu estava esgotada e chocada demais para me importar. Mas eu cometi o erro de não ser sincera com os amigos sobre o motivo de minha recusa a tantos convites. Não cometa o mesmo erro. Em vez disso, explique por que está dizendo não. Eles vão valorizar a honestidade e não levar para o lado pessoal. Peça que tentem outra vez em um mês.

Não faz muito tempo que me encontrei com uma amiga que não compartilha da mesma experiência. Parte do motivo de agora eu ser capaz de fazê-lo é o fato de Bruce estar mais adaptado à doença (e eu ao diagnóstico) e de eu ter o apoio adequado. O outro motivo é a consciência de que um dos pilares da saúde cerebral são as conexões sociais (voltarei a esse tema no Capítulo 5). Eu preciso estar no mundo real, não apenas pela minha saúde, mas também para ser um modelo para minhas filhas. Não quero que elas me vejam isolada, sem amigos ou alegria.

Comecei a tomar um café e almoçar com aqueles com quem me sinto segura e que não fazem perguntas inadequadas. Ou a quem posso dizer sem rodeios: "Não quero mais falar sobre isso." Sou grata a esse punhado de amigos acolhedores que entendem a situação e em quem tenho extrema confiança.

A verdade é que é muito bom ter uma comunidade nos *dois* mundos, mas demora um pouco até chegar lá. Quando você se sentir pronto, sugiro passar algum tempo com amigos que não são cuidadores também. *É bom* ser capaz de se desconectar desse único tema — conviver com a demência todos os dias — para que você possa se sentir "normal". (Uau, normal? O que é isso mesmo?)

Mas a verdade é que você precisa estar preparado para se reconectar com o segundo mundo porque essa reconexão de fato requer uma boa dose de força e energia. Ao se encontrar com esses amigos, não há problema em manejar as expectativas desde o início. Por exemplo, diga que não quer falar da pessoa amada nem da sua atual rotina, pois precisa de um tempo longe de tudo isso. Ou que os manterá informados por cinco minutos antes de mudarem de assunto de vez. A tendência é que quase todo mundo entenda e respeite seus limites.

Alguém que possa usufruir de sua sabedoria

O pertencimento a uma comunidade de cuidadores também inclui a capacidade de estar presente para alguém, quer você esteja alguns passos à frente dessa pessoa, sirva de modelo para ela, seja um membro do grupo de apoio, ou apenas alguém capaz de conectá-la a recursos ou de lhe oferecer um ombro amigo. Pouco tempo atrás, conheci uma mulher cuja pessoa amada tinha acabado de ser diagnosticada com DFT-ELA. (Isso ocorre quando os sintomas das duas doenças — demência frontotemporal e esclerose lateral amiotrófica, também conhecida como Doença de Lou Gehrig — estão presentes.) Ela me pediu ajuda. Colocá-la em contato com informações e recursos adequados foi um momento que jamais esquecerei. Mesmo que eu não fosse capaz de mudar sua situação, pude orientá-la, dizer por onde começar e fazer com que ela se sentisse um pouco menos solitária. Pude ser a pessoa ao seu lado, que entende sua experiência e oferece um pouco de esperança. Essa pequena retribuição não apenas fortalece o sentimento de comunidade, como também faz parte da reformulação de nossa empreitada. Não posso ignorar o fato de que faço parte disso tudo, mas posso transformar meu processo em algo positivo. (Leia mais sobre a reformulação da jornada no Capítulo 10.)

Quando divulgamos o primeiro comunicado sobre a saúde de Bruce e o fato de que ele iria interromper a carreira, em março de 2022, fiquei nervosa, principalmente porque ainda não tínhamos um diagnóstico definitivo. O que tínhamos era um sintoma da doença, a afasia.

Mesmo sem um diagnóstico, poder vir a público foi uma bênção. Nos meses que se seguiram, houve uma imensa avalanche de compaixão. Muita gente nos procurou com mensagens de consideração e apoio, porque ele é muito amado. Tive a sorte de estar a postos para receber a onda de gentileza que o inundou.

A fatalidade, a escuridão e a imensa tristeza dessa doença sempre estarão presentes. Estou sempre esperando o próximo golpe. Quando percebo uma nova mudança ou declínio em Bruce, passo algumas semanas em queda livre. Esse período envolve muito choro, preocupação e ansiedade, tudo vira uma catástrofe, e eu entro em curto-circuito com todos à minha volta, sinto raiva, tristeza e sofrimento. Fico totalmente desequilibrada e fora de controle. Só quero me isolar, mas sei que é *nesse momento* que devo me apoiar na comunidade e procurar ajuda. Porque não estou mais sozinha. Faço parte de um grupo.

É impossível dar conta disso sozinha. A esperança de quem cuida reside no encontro com os outros. É isso que nos faz atravessar os piores momentos. Sim, temos as mais diferentes origens, mas nossas histórias e experiências com a doença são um ponto em comum. Isso é muito poderoso, e eu encontro conforto nesse fato. Em comunidade, todo mundo se sente visto e ouvido. As emoções são validadas. Não existe a velha sensação de isolamento, nem a impressão de que essa experiência difícil só acontece com você; há outros passando pela mesma coisa. Ninguém precisa se explicar. Você simplesmente conta a sua história e vê as pessoas concordarem com a cabeça. Poucas coisas são melhores do que isso. Quem cuida sabe exatamente o que dizer. Faz as perguntas certas e tem as respostas para os medos mais profundos. Ouve sem tentar consertar as coisas.

O que aprendi ao estabelecer minha comunidade foi que era preciso um voto de fé e confiança para que eu pudesse encontrar o apoio adequado. Percebi que dizer coisas difíceis demanda coragem, mas que é muito importante revelá-las. Ao fazer isso, removemos o poder desses pensamentos. Diminuímos a vergonha. Reduzimos o estigma. E nos sentimos menos sozinhos.

PERGUNTAS E RESPOSTAS, COM PATTI DAVIS

Como já falei, Patti (que se transformou em minha mentora) e eu nos tornamos amigas depois que ela gentilmente me enviou seu livro com um cartão, encorajando-me a lhe procurar caso eu precisasse de alguma coisa. Ela tem me oferecido conhecimentos valiosos — por meio de seu livro e pessoalmente — sobre muitas coisas, em especial sobre a importância do apoio de uma comunidade.

Meu mundo se abriu depois que encontrei minha comunidade. Quase do dia para a noite, tudo melhorou. Por que você acha que isso acontece e por que a comunidade é tão importante?

É preciso estar em meio a pessoas que têm ou tiveram uma experiência semelhante. Você pode estabelecer uma conexão, obter um apoio mais que necessário e ainda perceber que faz parte de uma grande comunidade. Você se dá conta de que as histórias têm muito mais coisas em comum do que diferenças. Minha experiência com o Alzheimer de meu pai foi um caminho muito solitário porque, na época, ninguém falava da doença. Depois que comunicamos ao mundo que ele tinha Alzheimer, às vezes alguém me reconhecia na rua, me parava e me contava alguma coisa sobre uma avó ou um pai que teve a doença. Mas parecia que eu fazia parte de um grupo de resistência clandestino; eu recebia fragmentos de informação, mas nunca mais via aquela pessoa;

não havia nenhuma coesão. Passou-se uma década dessa maneira. Quando meu pai morreu, eu acordei às três horas da madrugada e pensei: *Eu devia criar um grupo de apoio para quem cuida de pacientes com Alzheimer.*

Quando as pessoas chegavam a meus grupos de apoio, com as feridas abertas e completamente expostas, eu reconhecia aquela dor. E sabia que, se continuassem a frequentar aquele espaço toda semana, um lugar seguro e de conforto, onde todos ouviam sem julgamento, seriam capazes de se curar, de se transformar e de descobrir um modo novo de viver. Comecei a perceber que elas encontravam um ponto de apoio em meio a um terreno que mudava à sua volta todos os dias. Testemunhei pessoas que passaram a encarar as próprias lágrimas e dores como ferramentas, não como punição, e que descobriram uma força que nem sabiam que tinham.

Descobri que todo mundo gosta muito de julgar. Já fui alvo desses julgamentos. Que conselho você dá a alguém que esteja passando pela experiência de ser julgado pelos outros?

Encontre uma comunidade de cuidadores. As pessoas não têm a intenção de ofender nem são incapazes de compreensão; elas só não sabem como a coisa funciona porque nunca passaram por isso. Não converse com elas. De verdade. Não importa se é seu melhor amigo; se ele não tem alguém próximo que sofra de algum tipo de demência, não fale com ele sobre o assunto. Não estou dizendo que você deva parar de se encontrar ou ir às compras com essa pessoa, mas evite compartilhar esse lado de sua vida. Quem cuida transita por um terreno muito sensível, e esse amigo não vai saber chegar lá. E por você estar muito vulnerável, se houver qualquer julgamento — mesmo que seja apenas um olhar —, você vai se agarrar a ele por semanas a fio e achar que fez alguma coisa errada.

Pense nisso…

O que você poderia fazer para criar uma comunidade e estabelecer mais conexões?

QUATRO

Encontre tempo para você

É preciso coragem para cuidar de si. Você precisa fazer isso antes de se propor a cuidar de outra pessoa.

MARIA SHRIVER

"Já vi cuidadores desabarem", disse-me o médico de Bruce no início de todo o processo. "Para dizer a verdade, já vi vários casos nos quais quem cuidava morreu *antes* do paciente. Emma, não quero que você se transforme em estatística."

A estatística de que ele estava falando era preocupante: a taxa de mortalidade de cuidadores é 63% maior do que a de pessoas da mesma idade que não são cuidadoras, e 30% das pessoas cuidadoras morrem antes do paciente sob seus cuidados. Esse número salta para 40% entre cuidadores de pessoas com doença de Alzheimer e para 70% entre cuidadores com mais de 70 anos. Isso acontece mesmo quando a pessoa parceira e cuidadora é muito mais saudável e tem um risco de mortalidade menor do que o paciente.

Esses dados me impressionaram. Mas é o que acontece quando o estresse se acumula ao longo do tempo.

"Pode haver muitas doenças diferentes com nomes grandes e complicados", diz o Dr. Habib Sadeghi, do Entelechy Medical Center, em Los Angeles. "Mas quando você rastreia *qualquer* uma delas, há algo em comum entre todas: o estresse crônico. Isso ocorre porque o estresse contínuo suprime a função imunológica e nos torna mais vulneráveis a qualquer coisa, seja um resfriado ou um câncer. Não importa se o estresse é causado por um emprego, um relacionamento, problemas de saúde, finanças, trabalho como cuidador ou qualquer outra coisa.

Sem a capacidade de neutralizá-lo, com o passar do tempo, as forças emocionais da vida vão nos derrubar, criar doenças e, por fim, nos consumir."

Pouco depois que o médico de Bruce me falou da quantidade de pessoas cuidadoras que morriam antes dos pacientes, minha enteada Scout veio conversar comigo. Ela havia percebido o caos que vinha me cercando e o alto nível de estresse.

— Emma, estou mais preocupada com você do que com meu pai.

Isso me abalou ainda mais. *Uau. Eu estou perdendo o controle mesmo*, pensei. *E todo mundo está vendo e sentindo isso.*

A verdade é que eu estava enlouquecendo. Ficar tentando prever o futuro era e continua sendo uma questão de equilíbrio. Ainda me choco diante do fato de que preciso tomar todas as principais decisões por conta própria. Isso é ainda mais difícil porque, em nossa família, Bruce era quem cuidava do que era mais pesado, quem aliviava minha carga e fazia com que eu me sentisse segura e cuidada. Agora, eu estava tentando equilibrar as crianças e os cuidados com ele, protegê-lo do estigma que ronda as alterações cognitivas, preservar nossa privacidade da melhor maneira possível e agir como se nada estivesse acontecendo, tudo ao mesmo tempo. Para falar a verdade, sei que o nível de sofrimento, tristeza e estresse pelos quais passei já me tirou anos de vida. O ritmo que eu estava mantendo é insustentável, e o médico de Bruce, e, depois, minha família, sabiam disso.

Veja bem, eu tenho tendência a colocar as necessidades de todo mundo acima das minhas (isso soa familiar?), mas comecei a perceber que isso não me torna uma heroína. Sempre me coloquei em último lugar na lista, marcando compromissos para as filhas e o marido, mas não para mim. Sou uma perfeccionista, sempre tentando fazer o melhor possível e superar todas as metas. Ainda que isso soe como algo positivo, não existe espaço para o perfeccionismo na rotina de pessoas cuidadoras. Na prática, essa é uma receita para o burnout. A realidade é que a demência é uma doença caótica que impede os cuidadores de desempenharem seu papel com perfeição.

Antes da DFT, Bruce de vez em quando conversava com alguém e dizia: "Ele não consegue se ajudar." Eu não entendia o que ele queria dizer até que a expressão me deu um tapa na cara: no quesito me cuidar, o problema era eu. Eu planejava, organizava e cuidava da rotina de todo mundo, mas era raro reservar um tempo para mim. Tinha parado de me exercitar, de me alimentar direito e de me encontrar com os amigos. E me esquecia de fazer qualquer coisa prazerosa, como sair com minha mãe para almoçar e olhar vitrines de lojas ou ler o jornal em um lugar tranquilo tomando um café e comendo um donut. Se fosse preciso escolher entre fazer alguma coisa para mim ou tomar conta de Bruce e da família, eu sempre escolhia a segunda opção. *Eu não ME ajudo*, percebi.

Tampouco havia tempo para interesses ou hobbies das meninas. Logo que descobrimos a doença, quando eu estava responsável pelos cuidados de Bruce, eu precisava levar as meninas da escola direto para casa, para que pudéssemos ficar perto dele. Para piorar, não podíamos convidar amiguinhos para brincar ou passar a noite, porque eu ainda estava escondendo as coisas e não estava pronta para conversar com os pais dos amigos das meninas sobre os desafios que estávamos enfrentando. Será que eles sequer se sentiriam confortáveis em deixar os filhos em nossa casa? Sei que eu não me sentiria, pois como daria conta de tudo e de todos ao mesmo tempo?

Muitas vezes, quem cuida de alguém tem dificuldade de cuidar de si porque está sobrecarregado com as necessidades dos outros acima das suas. E a maioria não tem qualquer treinamento para esse trabalho; em vez disso, está aprendendo novas habilidades e aplicando-as em tempo real. Mas sem o devido descanso, ninguém sai ganhando. Quando alguém se desdobra além da conta, é quase impossível fazer o melhor por quem se ama. Para cuidar com eficiência, é preciso encher a sua xícara primeiro e depois a do outro.

Cuidar de você faz bem para pessoa amada

Reabastecer e recarregar as energias não faz bem apenas a você, mas também a quem está sob seus cuidados. E a ciência prova isso. Quando Lauren Massimo ph.D., professora de enfermagem na Universidade da Pensilvânia e pesquisadora no Centro de Degeneração Frontotemporal e sua equipe notaram que os cuidadores de pacientes com DFT da clínica estavam sacrificando as próprias necessidades para cuidar dos entes queridos, decidiram conduzir um estudo sobre o tema. A premissa era esta: se essas pessoas se dispusessem a se engajar em mais atividades restaurativas, teriam melhores condições emocionais e físicas de cuidar de alguém.

Ao longo de seis meses, metade dos participantes do estudo recebeu sessões de orientação em saúde voltadas para maneiras de lidar com o estresse, com o sono e com outras questões que poderiam melhorar o bem-estar geral, ao passo que o grupo de controle recebeu o cuidado padrão: links para sites informativos e visitas ocasionais de enfermeiros e assistentes sociais, mas sem qualquer programa estruturado.

Os resultados foram claros. Quando os parceiros cuidadores passaram a se cuidar mais, tiveram os níveis de estresse e depressão reduzidos. Mas talvez o mais surpreendente seja o fato de que os sintomas comportamentais dos pacientes com DFT também melhoraram.

"Essas mudanças comportamentais foram significativas", diz Massimo. "Existe uma coisa chamada 'transferência de estresse', o que significa que o estresse não afeta apenas o indivíduo que o sente; ele pode contaminar o relacionamento e afetar a outra ponta da relação."

Isso se aplica à maioria dos relacionamentos íntimos. E se aplica muito à minha função de mãe. Eu sei que minhas meninas sentem minhas emoções negativas, mesmo sem eu falar uma palavra. Como me explicou o Dr. Sadeghi, as pessoas em seu entorno estão conectadas e são afetadas pelo seu wi-fi emocional — o humor ou a presença que você traz para o ambiente. E a transferência de estresse tem posição de destaque quando cuidamos de alguém com demência. A linguagem corporal e o tom da voz dizem como o indivíduo está se sentindo. Em outras palavras, quando alguém reduz a própria ansiedade e o próprio estresse, pode reduzir essas emoções na pessoa amada também. Isso é tão bonito. E também é importante porque, como explica Lauren Massimo, se a pessoa de quem você cuida estiver ansiosa e irritada, "os sintomas como agitação, desinibição ou problemas de comunicação podem piorar de forma significativa".

"A lição principal é a de que cuidar de si é importante *e* tem efeitos em cadeia que afetarão quem estiver sob seus cuidados", diz ela.

Você é mais do que um cuidador

Cuidar de si não só melhora o trabalho da pessoa cuidadora, como a torna um pai, uma mãe, um amigo, uma amiga, um filho, uma filha, um colega, o que quer que seja, melhor.

"Cuidador é um papel, assim como o de mãe ou o de estudante. É só uma parte de você, mas não o define como pessoa", explica minha terapeuta, Kathleen Murphy, terapeuta familiar. É claro que cuidar de alguém com demência é um papel enorme, que demanda muito, e, como consequência, é fácil alguém se perder. No início, em meu constante estado de luta ou fuga, eu me perdi por completo. Como acontece com muita gente em situação semelhante, eu estava tão consumida pelas tarefas de cuidadora que nem sabia mais do que eu gostava, o que me fazia feliz ou sequer quais eram meus hobbies.

Como explica a ativista, educadora, especialista em demência e cuidadora Ty Lewis: "Muitas vezes, nós nos prendemos a rótulos como: *Eu sou uma cuidadora, sou uma educadora, uma escritora, uma ativista*, e isso se torna sua vida. E quando essas coisas passam, quem é você? É importante não se apoiar nos rótulos, mas no eu." Com o tempo, passei a entender que minhas ocupações não me definem.

A boa notícia é que, quando você se dá conta de que "cuidador" é só um papel, pode se aprofundar na busca pelo que faz de você *você*. É importante fazer isso agora para que se sinta mais pleno durante o processo, possa recarregar as baterias ao longo do caminho e não sinta ainda mais a perda e o vazio depois que a pessoa amada falecer.

"Esse trabalho não é uma corrida de velocidade. É uma maratona, e não é possível corrê-la sem se cuidar, e esse é um ato altruísta, não egoísta", diz Lauren Massimo. "Trata-se de ser sua versão mais saudável para que consiga oferecer a melhor atenção possível a quem você ama." Por isso cuidar de si é tão importante.

Em minha opinião, o termo "autocuidado" está desgastado. Ele me incomoda porque carrega a promessa de uma solução fácil, mas quase nunca engloba as necessidades mais profundas, complexas e únicas que todos temos. A comercialização do autocuidado transformou algo que deveria ser importante e pessoal em uma coisa artificial e criou uma pressão para cumprir metas, como spas e máscaras faciais, em vez de se voltar para necessidades reais. É claro que ir a um spa ou fazer uma máscara facial nos faz sentir melhor, e isso é ótimo. Mas outras coisas, como uma boa conversa com um velho amigo, uma válvula de escape criativa ou uma boa noite de sono, podem ser ainda melhores. E foi por isso que minha sócia e eu batizamos nossa empresa de Make Time Wellness [Encontre tempo para o bem-estar, em tradução livre]. Antes de mais nada, trata-se de fazer com que o mundo leve a sério a saúde do cérebro feminino. Embora as mulheres tenham um risco muito mais alto de sofrer alterações cognitivas do que os homens, o tema segue sendo subestimado. Mas é também um movimento ao qual gostaríamos que outras mulheres se juntassem para que possam identificar o que importa de verdade para elas e como querem usar o próprio tempo. (Uma curiosidade: para você ter uma ideia do quanto não gosto do termo "autocuidado", proibi o uso na Make Time.)

Dito isso, não importa o nome que você use, todos precisamos reconhecer a importância de recarregar nossa energia e de nos cuidarmos, seja enquanto somos pessoas cuidadoras ou em qualquer fase da vida.

"Encontrar tempo para si pode ajudar a prevenir o declínio cognitivo e a morbidade entre pessoas cuidadoras."

DR. RICHARD S. ISAACSON

fundador e diretor da Clínica de Prevenção ao Alzheimer no Weill Cornell Medicine/NewYork-Presbyterian, a primeira do tipo nos Estados Unidos, e diretor de pesquisa no Instituto de Doenças Neurodegenerativas em Boca Raton, Flórida.

Após refletir sobre as palavras de Scout e do médico de Bruce, prometi fazer tudo que estivesse ao meu alcance para não me tornar parte da estatística. Se eu não me cuidasse, minhas filhas acabariam perdendo pai *e* mãe. Não, não, não, eu não deixaria isso acontecer. Compartilho isso para que lhe sirva de alerta. Sim, a pessoa que você ama está doente, mas a culpa não é sua, e você não pode permitir ser levado pela doença também.

"Não é porque uma pessoa foi diagnosticada que duas precisam morrer", diz minha amiga Franne Golde, a ex-cuidadora que você conheceu no Capítulo 3.

Encontrando tempo

Como parceiros cuidadores, precisamos fazer o possível para manter nossa integridade, tanto mental quanto física. Não consigo fazer isso com precisão científica, mas tento. É um processo. Pouco tempo atrás, Evelyn disse:

— Mamãe, você precisa sair e pisar na grama.

Eu entendi o que ela quis dizer. Às vezes, estou tão tensa que ela percebe. E isso não é bom para ninguém.

Demorou um pouco, mas hoje em dia faço um esforço consciente para tirar um tempo para cuidar de mim. Por exemplo, sempre que marco uma consulta médica para Bruce ou as meninas, vejo os meus registros médicos para ver se não está na minha hora de ir ao médico também. De acordo com o Dr. Sadeghi, "um estudo que constatou as taxas mais altas de morte entre pessoas cuidadoras revelou que 45% delas negligenciavam as próprias consultas médicas porque com a rotina agitada não lhes sobrava tempo livre". Também faço questão de sair de casa e respirar um pouco de ar fresco, nem que seja por alguns minutos, e pelo menos me esforço para comer de forma mais saudável e me exercitar.

É claro que você se dedica e quer fazer a coisa certa. Mas reservar tempo para se cuidar é parte essencial dessa dedicação. Bruce abriu meus olhos para o significado de "viver a vida ao máximo", como ele dizia, e me encorajava a fazer isso da melhor forma possível. Eu sei que ele iria querer que eu voltasse a viver e que priorizasse meu bem-estar, sem sacrificar minha saúde e a felicidade de nossas filhas a ponto de me esgotar por completo. E eu acho que sua pessoa amada iria querer que você também pensasse nisso. Assim, vamos falar do que deveríamos ter tempo de fazer.

Tire um tempo para fazer coisas só por você

Se tiver acesso a uma boa estrutura de cuidado, recomendo sair de casa e fazer coisas de seu interesse. Isso *não* inclui ir à farmácia comprar remédios nem fazer as compras de mercado. Sim, houve um tempo em que eu adorava ter qualquer coisa para resolver na rua só para sair de casa, mas não é disso que os especialistas falam quando enfatizam a importância de reservar um tempo só para si. Também não precisa ser um tratamento em um spa chique ou uma viagem no fim de semana. Basta se dedicar, sempre que possível, a coisas que você gosta. Talvez ir a um café tomar sua bebida favorita, tomar um banho de banheira ou fazer uma caminhada. Até uma simples volta pelo bairro pode mudar o humor ou a disposição mental. Pergunte-se: *Quais eram as coisas simples que eu gostava de fazer antes de me tornar uma pessoa cuidadora?* E passe a fazer isso todos os dias, nem que seja por dez minutos, pelo simples prazer de fazê-lo.

Tire um tempo para pedir ajuda

Se não existe uma estrutura que permita um tempo para você se cuidar, procure ajuda, nem que seja alguém para tomar conta do seu ente querido por uma ou duas horas. Não é necessário explicar por que você precisa desse tempo ou como pretende usá-lo. Você tem direito à privacidade, a se afastar um pouco e a se cuidar sem precisar de justificativas.

A mensagem que permeia este livro diz que você não pode fazer essa viagem por conta própria; isso também se aplica ao momento de reservar um tempo para si. Muitas vezes, quem cuida quer dar conta de tudo e não quer ser um fardo para ninguém. Mas a verdade é que as pessoas mais próximas *querem* ajudar. Pense em como *você* se sente quando um conhecido enfrenta alguma dificuldade. Ser parceiro cuidador exige uma rede de apoio, por isso é importante se acostumar a contar com os outros e mudar essa mentalidade.

Eu sei que não é fácil — passei muito tempo resistindo à ideia de pedir ajuda. E, sim, houve momentos em que pedi e não recebi. Não é uma sensação boa, mas não desanime por causa disso. Caso aconteça, converse com outra pessoa. A maioria quer ajudar. Só não sabe como ou o que fazer, ou tem medo de perguntar se pode fazer parte do processo. Mas depois de permitir que os outros se aproximassem para me dar apoio, passei a me sentir melhor e a perceber que eles ganharam uma sensação de propósito e isso fez com que se sentissem valorizados.

Pedir ajuda também vai fazer com que *você* receba um pouco de amor e atenção, algo de que aqueles que cuidam precisam desesperadamente. Alguns especialistas acreditam que pedir ajuda fortalece a conexão com a outra pessoa porque você permite que ela se disponibilize. Como diz o escritor e palestrante motivacional Simon Sinek: "Não construímos confiança oferecendo, mas pedindo ajuda."

Katie Brandt, diretora de serviços de apoio a cuidadores na Unidade de Distúrbios Frontotemporais do Massachusetts General Hospital, tem algumas recomendações para quem pretende começar a pedir ajuda: "Comece com uma lista de todas as coisas que você precisa fazer — fazer o jantar, cortar a grama, pegar as crianças na escola, devolver livros na biblioteca — para que, quando alguém disser 'se precisar de alguma coisa, é só falar', você possa sacar a lista e dizer: 'Que tal me trazer uma lasanha no primeiro domingo de cada mês?'"

Existem aplicativos projetados para ajudar parceiros cuidadores a coordenar a assistência recebida por amigos e familiares. Alguns chegam a facilitar o pedido de ajuda ao enviar solicitações pelo aplicativo. Outros permitem agendar visitas, compartilhar atualizações e otimizar a comunicação com amigos, familiares e qualquer outra pessoa que esteja lhe ajudando. Palavras-chave como "gerenciamento de tarefas para cuidadores", "apoio a cuidadores" ou "comunidade de cuidadores" podem ajudar a encontrar a ferramenta adequada. A seguir, algumas sugestões de coisas que amigos podem fazer, caso você não tenha tempo de elaborar uma lista ou de procurar um aplicativo:

- Buscar receitas médicas ou comprar remédios na farmácia.
- Fazer as compras de supermercado.
- Fazer companhia para seu ente querido por algumas horas para lhe dar uma folga.
- Levar você e a pessoa sob seus cuidados a uma consulta médica ou a outro lugar.

- Levar ou buscar seus filhos na escola, nos encontros com amigos ou em outras atividades.
- Fazer pesquisas. Podem ou não ser pesquisas relacionadas a seu ente querido, como ajudar a encontrar um novo médico ou ler sobre um novo medicamento, ou ajudar você a encontrar um bom aplicativo de ginástica ou um professor particular de matemática para seu filho.
- Marcar compromissos. De novo, isso pode ou não ter relação com seu ente querido, como agendar *suas* consultas odontológicas, uma colonoscopia ou mamografia.

E você ainda pode procurar ajuda externa. Agências de enfermeiras em domicílio e serviços temporários podem substituir sua presença várias horas por semana. Algumas comunidades religiosas oferecem serviços semelhantes. Serviços de transporte comunitário podem ajudar no dia da consulta médica. E não se esqueça de que muitos supermercados e farmácias fazem entrega domiciliar.

Tire um tempo para seus hobbies

Mais do que interessante, é necessário que você coloque suas necessidades acima das dos outros de vez em quando. Com isso, voltamos à metáfora de encher a própria xícara. Sempre que nos dedicamos muito aos nossos entes queridos, seja como cuidadores, pais, amigos etc., estamos oferecendo o conteúdo de nossa xícara. Em algum momento, ela vai ficar completamente vazia. Mas ninguém pode beber de um recipiente vazio, por isso é importante descobrir o que nos preenche de verdade. Para mim, o caminho é recuperar as camadas de minha vida que foram aos poucos sendo removidas quando me tornei cuidadora.

A verdade é que eu sequer percebi que essas camadas estavam sendo arrancadas de minha vida até que, um dia, procurei e não sabia mais do que *eu* era feita. E sei que isso não acontece só comigo.

"Com o tempo, a rotina de quem cuida tende a se intensificar, motivo pelo qual muitos cuidadores não percebem que estão sendo consumidos pelo aumento das demandas da situação", diz o Dr. Sadeghi. "O modo de vida costumeiro desaparece aos poucos, e ninguém percebe que aquela vida 'normal' agora é bem diferente do que era antes. Muito disso se deve ao fato de boa parte dos cuidadores não ter tempo para pensar nessas diferenças, enquanto assume, a cada dia, mais responsabilidades. Ter consciência de suas emoções e seus comportamentos enquanto cuida de alguém é essencial para perceber se você está começando a se perder no processo."

Para remediar isso, comecei a procurar coisas simples com as quais eu pudesse cuidar de minha alma, sem precisar me afastar de casa. Isso era importante porque eu ainda não me sentia confortável em ficar longe de Bruce. Uma dessas atividades foi a jardinagem. Primeiro, delimitei um pedaço de nosso jardim que eu queria que ficasse sob meus cuidados e aprendi a limpá-lo. Eu removia folhas, cortava galhos e transplantava parte das margaridas que estavam estrangulando as papoulas. Depois, providenciei plantas e flores novas para adicionar ao meu pequeno terreno. Não demorou para o jardim se tornar meu novo refúgio, e, embora eu não possa dizer que sou a rainha da jardinagem, cuidar dessas plantas e flores tem sido minha meditação. Ir para o jardim no fim do dia para regar as plantas é terapêutico, e vê-las crescer é muito gratificante. Mas, talvez, acima de tudo, cuidar delas é algo que mantenho *sob meu controle*, uma sensação fundamental para parceiros cuidadores, uma vez que há muitos aspectos da vida que não podemos controlar.

Depois de começar a praticar jardinagem e de ver como aprender algo novo me fez bem, dei uma olhada pela casa em busca de coisas que eu pudesse arrumar. Assistindo a vídeos no YouTube, aprendi a limpar e a repintar os bancos e a cerca de madeira do quintal, o que me tirou de dentro de casa e me fez respirar um pouco de ar puro e sentir o sol no rosto. Além disso, eu estava mexendo o corpo e me sentia realizada por adquirir novas habilidades. Ouvir música, podcasts ou mesmo o canto dos pássaros enquanto executava essas tarefas me ajudou a espairecer um pouco. Embora eu ainda estivesse perto de Bruce, encontrei um refúgio. Meu sistema nervoso se acalmou, e o volume ensurdecedor da sirene do estresse em minha cabeça diminuiu.

"Praticar um hobby pode ser um alívio momentâneo do caos da rotina de cuidado e pode renovar a pessoa através do prazer", diz Lauren Massimo. "E sentir prazer e felicidade na vida tem efeitos fisiológicos, como reduzir o hormônio do estresse, o cortisol, e a inflamação. Isso importa porque níveis elevados de cortisol e a inflamação crônica do corpo podem levar a doenças cardíacas e à morte."

Uma maneira de descobrir o que desperta seu interesse é se perguntar: *Quais eram meus hobbies antes de me tornar cuidadora?* Pense nas coisas de que você gostava quando era criança ou nas tarefas extracurriculares da escola ou da faculdade. Seria arte, teatro ou corrida? Tente incluir um pouquinho dessa atividade em sua vida. Por exemplo, compre um livro de colorir para adultos, matricule-se em uma aula de artes on-line, leia uma peça nova ou faça uma corrida de dez minutos pelo bairro. Qualquer que seja sua escolha, ela não deve ser uma sobrecarga; deve ser prazerosa e propiciar um intervalo mental na visão afunilada da rotina do cuidado. Comece devagar, com objetivos factíveis. Por exemplo, talvez não seja realista se exercitar por trinta minutos todos os dias, então suba pelas escadas em vez de usar o elevador, ou estacione em uma vaga mais distante no supermercado para dar uns passinhos a mais. Talvez você não tenha condições de praticar jardinagem agora, mas pode fazer uma pesquisa de dez minutos sobre os materiais necessários para começar.

Um hobby fácil de praticar, de baixo custo e que pode proporcionar uma escapada mais do que necessária sem requerer que você se afaste de casa é a leitura.

"Quando você se senta para ler, pode fugir para um mundo novo, o que pode ajudar a diminuir as emoções negativas, como ansiedade e estresse, e ajudá-lo a se sentir uma pessoa menos solitária, uma vez que o foco estará nas histórias e na vida de outras personagens", diz Nadine Gaab, professora de educação da Faculdade de Educação de Harvard.

Recentemente, voltei a ler, algo de que eu costumava gostar muito, mas que deixei de lado logo no início do processo com Bruce. Eu estava tão estressada que era muito difícil parar o suficiente para me concentrar em qualquer coisa, principalmente ler um romance e acompanhar uma narrativa. E nem me fale em reter informação! Então, pedi a amigos que me indicassem seus livros favoritos e passei a substituir parte das minhas sessões noturnas de TV pela leitura. Assim, pude me perder nas páginas de uma ótima história no conforto do lar. Logo, a leitura se tornou o meu jeito favorito de me desligar.

Também adoro ler com as meninas. Não lemos mais juntas na hora de dormir, como fazíamos quando elas eram menores, mas quando a escola indicou a leitura de *O robô selvagem*, de Peter Brown, nós todas lemos em voz alta ou em silêncio e depois conversamos sobre o livro. Fugir do peso de nossa realidade para um mundo que era leve e divertido foi um tremendo alívio. (Um bônus veio com o lançamento do filme. Nós fomos ver juntas, e eu pude aproveitar mais uma chance de me conectar com as meninas, o que é sempre bom!)

E, ainda que eu ame o fato de você ter arrumado um tempinho para ler este livro, considere ler ficção também. Não se limite a leituras sobre demência. Uma noite dessas, Mabel estava mexendo nos livros de minha mesa de cabeceira e disse:

— Você só lê livros sobre demência? Mamãe, você precisa variar um pouco!

Ouça a voz das crianças. Encontrar o equilíbrio, até na leitura, é importante.

Sabe para o que precisamos arranjar um tempinho? Nada. Nossos dias já são tão atribulados e cheios de compromissos, mas eu sinto falta da simplicidade de não ter planos, de um dia livre no calendário, para que eu possa só me deixar levar. Esses momentos sem um roteiro costumam ser muito prazerosos. Bruce falava em "zanzar por aí", e eu não faço isso há muito tempo. Preciso dar um jeito nisso.

RESERVE TEMPO PARA OS PRAZERES SIMPLES DA VIDA

Você está se sentindo sobrecarregado e não sabe o que fazer? Talvez as sugestões a seguir possam ser um ponto de partida ou servir de inspiração.

- Tire um tempinho para visitar uma feira de rua.
- Tire um tempinho para se alongar.
- Tire um tempinho para ler.
- Tire um tempinho para costurar, fazer tricô ou crochê.
- Tire um tempinho para aprender alguma coisa nova.
- Tire um tempinho para ligar para sua melhor amiga/irmã/mãe/quem quer que seja.
- Tire um tempinho para sorrir.
- Tire um tempinho para retribuir.

Tire um tempo para mexer o corpo

Movimentar-se é importante para melhorar o humor e reduzir os níveis de estresse. É essencial para a saúde física, algo que, como mostram os estudos, parceiros cuidadores costumam negligenciar. Mesmo sabendo disso, não pratiquei muitos exercícios no início, em parte porque não me sentia pronta para deixar Bruce e sair para fazer uma trilha, ir à academia ou sequer caminhar pelo bairro. Mas então descobri Melissa Wood-Tepperberg, uma especialista em condicionamento físico que tem um arsenal aparentemente infinito de exercícios em seu aplicativo. Pude fazer pilates e ioga no conforto da minha casa. Os exercícios são programados de maneira muito específica de acordo com a duração, por exemplo, 12 minutos de braços e abdominais, 11 minutos de Power Pilates, então eu podia me exercitar pelo tempo que eu tivesse disponível. Nem sempre eu completava os 12 minutos, mas já era melhor do que nada. Foram pequenos passos que dei antes de me sentir pronta para diversificar e fazer uma atividade longe de casa.

Se você tem dificuldade de encontrar tempo para se exercitar, não tem meios de se afastar da pessoa amada ou não sabe por onde começar, dê pequenos passos. Faça polichinelos na sala ou ponha sua música favorita e dance por dez minutos. Ou encontre um vídeo curto de exercícios on-line. Há muitas opções para se exercitar dentro de casa. Faça o que for possível, quando puder; é melhor do que nada, e todo pequeno passo contribui para melhorar a saúde e faz com que você se sinta mais forte e com mais energia.

Pouco a pouco, à medida que fui conseguindo organizar a rotina de cuidados, comecei a fazer coisas fora de casa, como trilhas de trinta minutos. Também comecei a fazer aulas de tênis e me comprometi a jogar uma vez por semana, fosse em clube, o que me colocava em contato com outras pessoas que também estavam aprendendo a jogar, ou em aulas com um professor. Eu adorei. Pratiquei tênis quando era mais jovem, mas nunca aprendi a jogar da forma correta, a segurar a raquete do jeito certo ou sacar bem. Para desaprender todos os maus hábitos que eu havia adquirido, tinha que estar presente nas aulas e me desconectar das preocupações com Bruce e de todas as responsabilidades que me esperavam em casa. Foi um descanso muito bem-vindo para eu me tornar uma cuidadora melhor.

Eu também tinha consciência de que aprender uma nova habilidade era importante para a saúde do cérebro, então encarei a experiência como um presente para mim mesma. Fiquei impressionada quando li o *Copenhagen City Heart Study* [Estudo do Coração da Cidade de Copenhague, em tradução livre], que acompanhou mais de 8.500 participantes por mais de 25 anos e analisou o impacto de diversas atividades físicas na expectativa de vida. Os resultados revelaram que a prática regular de tênis adicionava quase dez anos à vida dos participantes, o esporte com maior índice entre os estudados.

"Quem pratica esportes com raquetes vive mais, e como esses esportes exercitam o cerebelo, os lobos parietais e frontais, são ótimos para a saúde cerebral", diz o Dr. Daniel Amen, um dos mais influentes especialistas em saúde do cérebro, fundador da Amen Clinics e autor de vários livros, incluindo *Mude seu cérebro, mude seu corpo*.

O que quer que você faça para movimentar o corpo, divirta-se, seja retomando um esporte que você gostava de praticar (como o tênis foi para mim), experimentando um exercício novo ou caminhando pelo bairro. Depois, inclua a prática na rotina. Reservar um tempo para mexer o corpo é uma questão inegociável para mim, por isso tento anotar na agenda, para não esquecer. Agendamos tantas coisas na vida, por que não fazer o mesmo para melhorar nosso bem-estar?

Tire um tempo para a música

Adoro deixar uma música tocando baixinho pela casa. Sempre melhora o humor. Quando a casa não está tão silenciosa, posso me concentrar na música em vez de me perder em pensamentos melancólicos. E os benefícios da música já foram estudados pela ciência.

O Dr. Borna Bonakdarpour é professor de neurologia da Feinberg School of Medicine, na Northwestern University, e pesquisador de neurologia cognitiva/comportamental no Mesulam Center, centro de doenças cognitivas e neurológicas e da doença de Alzheimer, na mesma universidade. Ele e sua equipe estão no segundo dos três anos de um estudo clínico que investiga os efeitos de música suave em pacientes com demência e em seus parceiros cuidadores.

"Por enquanto, os resultados mostram que esse tipo de música tem o poder de aliviar a sobrecarga de quem cuida de indivíduos com demência", diz ele. "Para esse fim, a música suave é recomendada." Como "suave" é um termo subjetivo, escolha qualquer música que lhe dê prazer.

A música também pode ser boa para o paciente.

"Para reduzir a agitação/ansiedade do paciente, a música de fundo deve ser lenta, suave e o mais simples possível para não causar irritação. Se o objetivo é encorajar e revigorar o paciente, ela precisa ter um ritmo mais rápido, suficiente para animá-lo", diz o Dr. Bonakdarpour.

Tire um tempo para sua vida social

Embora a ideia de socializar possa parecer desagradável, como vimos até aqui, interagir com outras pessoas pode ajudar você a se acalentar e se sentir revigorado.

"Conexão social é uma parte fundamental da condição humana", explica Lauren Massimo. "Esse vínculo ativa o cérebro e libera neurotransmissores que causam sensações agradáveis, como a oxitocina e a dopamina, importantes para o humor e a saúde física."

É claro que, como eu sei muito bem, pode ser difícil e complicado tirar de seu ambiente alguém com DFT ou com qualquer forma de demência. Por isso, quem cuida pode não ter muitas oportunidades de socializar fora de casa, o que pode causar uma tremenda sensação de isolamento. Durante muito, muito tempo, quase não saí de casa ou me limitei a eventos sobre DFT, sem fazer quaisquer planos com amigos. Ainda não sou muito boa nisso, mas já melhorei.

"Se você passa todo o tempo com a pessoa amada, quer dizer que sua vida está totalmente isolada de um convívio social e de uma rede de apoio — duas coisas essenciais para manter-se saudável, uma vez que a tarefa de quem cuida é bastante estressante e, logo, perigosa para a saúde", explica a Dra. Pauline Boss, professora emérita na Universidade de Minnesota, que cuidou do marido até ele morrer.

Eu sei que é difícil, mas, se possível, providencie ajuda para que você tenha uma pequena janela de tempo e possa se conectar com outras pessoas, talvez em um almoço ou caminhada. Ou convide um amigo para tomar café pela manhã. Faça uma reunião virtual pelo Zoom ou FaceTime. Você também pode fazer planos com outra pessoa cuidadora que entenda sua situação.

Essa é outra razão para a existência de um grupo de apoio. Minha amiga Franne me falou de um grupo sobre demência precoce do qual ela participava quando estava cuidando do marido, Paul. Todos os meses, os cuidadores e seus entes queridos se reuniam. Dessa forma, os parceiros podiam se conectar, mesmo se mantendo perto de seus entes queridos. Ninguém julgava ninguém, porque todo o grupo entendia a situação. Talvez você possa encontrar um grupo como esse por meio do consultório de neurologia ou de um grupo de apoio local, ou possa criar o seu.

"Em nosso centro, promovemos os encontros e favorecemos conexões. Por exemplo, se há dois homens cujas esposas sofrem da doença, um deles pode cuidar das duas mulheres para que o outro possa fazer uma pausa", explica Teepa Snow, a especialista no cuidado de pacientes com demência que você conheceu no Capítulo 2.

No Capítulo 8, você vai encontrar mais dicas sobre como conseguir ajuda e reservar um tempo para socializar.

Tire um tempo para se livrar da culpa

Veja bem, eu sei que seu dia é estressante. Sei que é difícil e que é mais fácil falar do que *fazer*. Mas eu acho importante admitir o principal motivo que leva tantos de nós a achar tão difícil reservar um tempo para cuidar de si, e esse motivo é a culpa. Isso é ainda mais verdadeiro em uma sociedade que não dá aos cuidadores o espaço de que precisamos para revigorar nosso ser. "E seu ente querido?" dirão. "A situação dele é pior do que a sua." (Acredite em mim, já vi de tudo na seção de comentários.) É claro que, à primeira vista, isso pode parecer verdade, mas quando olho para Bruce e sua situação no atual estágio da doença, ele me parece bastante firme. Ele vive o aqui e o agora. Portanto, sim, a DFT é uma doença terrível, e eu odeio que isso tenha acontecido com ele. Mas preciso dizer que é mais difícil para nossa família do que parece ser para ele, e não paro de ouvir isso de todos os especialistas e pesquisadores com quem converso.

Precisamos mudar a narrativa para permitir que quem cuida pense em si. No dia a dia, tenho certeza de que toda sua atenção, e isso é compreensível, é direcionada à pessoa amada. Porém, de vez em quando, precisamos olhar para a pessoa cuidadora para que ela possa se cuidar e tornar sustentável o longo caminho que se estende à sua frente. Como já falei antes, fazer isso não é egoísmo, e sim autopreservação.

"É isso que permite que uma pessoa continue sendo cuidadora", explica a Dra. Boss.

No início, eu me sentia muito culpada por me dedicar a qualquer atividade divertida, como passear com as meninas nos fins de semana, sem Bruce. Eu ficava triste porque ele não podia estar conosco, em especial quando fazíamos algo que havíamos planejado fazer juntos assim que elas estivessem crescidas. Mas algumas coisas me ajudaram a aliviar essa culpa.

Em primeiro lugar, a Dra. Boss me ensinou sobre o pensamento "isso *e* aquilo". Ou seja, quando duas coisas podem ser verdadeiras ao mesmo tempo. Por exemplo, você pode ter uma vida social *e* cuidar do seu ente querido que está doente. Pode ser uma parceira cuidadora que está sofrendo pela situação de seu amado *e* ser alguém que gosta de passar tempo com os amigos. (Você vai ler mais sobre isso no Capítulo 6.)

Em segundo lugar, quando enfim levei as crianças para passear, vi como foi revitalizante, saudável e importante, para nós três, dar um tempo na rotina do mundo da DFT e do cuidado. Minhas filhas precisavam me ver com tempo para mim e me concentrando nelas. Caso contrário, que tipo de exemplo eu estaria dando? Isso é exatamente o que Bruce iria querer que eu fizesse com nossas filhas. Aliás, eu sei que ele ficaria muito chateado se não estivéssemos vivendo nossas vidas só por causa da culpa. Sem contar que, sempre que voltamos do "recreio", é melhor para ele também. Como aprendi com a pesquisa da enfermeira e ph.D. Lauren Massimo, meu estado de espírito mais tranquilo também o acalma e acalma as crianças. E é bom lembrar do que disse o Dr. Sadeghi: seus entes queridos estão conectados ao seu "wi-fi emocional".

Outra coisa que me ajudou a lidar com a culpa foi saber que estou fazendo o melhor que posso para cuidar de Bruce. Senti muita culpa quando enfim tive de contratar ajuda profissional. Eu achava que ninguém cuidaria dele como eu (voltarei a esse assunto no Capítulo 8) e que eu estava deixando meu marido na mão por passar seus cuidados a outra pessoa. Mas minha amiga Patti Davis me abriu os olhos sobre essa questão, e eu gostaria de compartilhar a ideia com você: "Sim, sua pessoa amada está doente, e é grave, mas você não causou a demência, então por que se punir faria qualquer sentido? Quer dizer que, porque ela não pode se divertir, você também não pode?" Ela me lembrou de que sair e me divertir com minhas filhas, com amigos ou sozinha não quer dizer que estou deixando de lado minhas responsabilidades e não significa que não me importo com ele ou que não amo Bruce. Pelo contrário, essas são atividades necessárias para que eu possa continuar a cuidar dele no modo de excelência como estou me esforçando para fazer, e sacrificar o prazer e a diversão em minha vida não faz de mim uma cuidadora melhor.

"Aqueles responsáveis por pessoas com demência tendem a achar que só o paciente é importante, mas eles, nem tanto. Mas se você não se coloca em primeiro lugar, todo o resto cai por terra. Negligenciar-se não faz sentido e é uma atitude tóxica direcionada a você mesmo. *Sua* saúde também merece atenção, e você será uma pessoa cuidadora mais saudável se tiver tempo para se cuidar. Do contrário, acabará no hospital", diz Patti. Lembre-se de que você é o jogador mais valioso dessa partida — sem você, o ecossistema do cuidado não funciona.

Vista por esse ângulo, a coisa faz sentido, não é? Eu concordo com Patti; afinal de contas, se você for parar no hospital, como vai cuidar da pessoa amada? Sempre que a inevitável sensação de culpa começa a me olhar de cara feia, eu tento manter as palavras de Patti em mente. Se isso acontecer com você, pense no que minha terapeuta, Kathleen, sugere que você se pergunte: "Será que seu ente querido ia querer que vivesse sem alegria? Isso o honra de alguma maneira?"

Tire um tempo para que a vida aconteça

Como cantou John Lennon em "Beautiful Boy (Darling Boy)", "a vida é o que acontece enquanto você faz outros planos". Bom, a vida também é o que acontece enquanto você toma conta de um paciente com demência. Outras áreas da sua vida não param só porque você está cuidando de alguém ou passando por uma fase difícil. Eu acredito que precisamos encontrar espaço para gerenciar outros desafios que, de forma inevitável, vão surgir — a perda de um emprego ou a morte de um ente querido *e* a celebração de momentos de alegria, como o nascimento de um bebê na família, aniversários, casamentos e formaturas.

Para ser sincera, acho que essa é uma área na qual sou um fracasso total no momento. Estou às voltas com a criação de uma pré-adolescente e de uma adolescente (Uau!). Isso por si só já demanda toda minha atenção, por isso preciso continuar tentando abrir espaço para que a vida aconteça. Não sou a filha que gostaria de ser para minha mãe ou a madrasta que gostaria de ser para as filhas mais velhas de Bruce. Durante muito tempo, eu não conseguia pensar em (ou não queria) incluir qualquer coisa que não tivesse relação com Bruce, com minhas filhas ou com minha mãe em minha rotina. Mas minha terapeuta me fez ver que: "Quando você apoia os outros, eles apoiam você, e é assim que a conexão acontece. Isso é humanidade." Então estou me esforçando ao máximo para estar mais presente em situações significativas e importantes. Estou aprendendo a me abrir mais para a vida, a perceber que não apenas é permitido celebrar e estar presente para outras pessoas além do Bruce, mas que isso é necessário. Por exemplo, minha nova tradição nos aniversários de minhas enteadas é levá-las para jantar só comigo e as irmãs mais novas, em vez de fazer uma grande reunião familiar. Ter esse momento entre nós é muito especial pois consigo ver todo o meu progresso.

Considere os amigos e familiares em sua vida. Você consegue reservar um tempo para dar atenção aos momentos grandes e pequenos? Quem sabe você possa encontrar alguém para fazer companhia a seu ente querido? Se conseguir, convide uma amiga que está fazendo aniversário para sair ou apenas ligue e converse com ela. Conexões desse tipo não apenas mostram aos outros que você se importa com eles, o que fortalece os relacionamentos, como também permitem interação social e alguns momentos de que *você* precisa, longe do universo do cuidado.

Eis a boa notícia: "Pesquisas mostram que cuidadores que não passam por altos níveis de estresse *não* morrem antes de seus pacientes nem têm uma taxa de mortalidade mais alta do que o público em geral", diz o Dr. Sadeghi. "É tudo uma questão de equilíbrio." E o equilíbrio implica encontrar tempo para se cuidar durante esse percurso incrivelmente estressante, da forma e no momento que for possível para cada um.

Porque, até onde eu sei, temos esta vida, e só. Por isso eu amo a expressão: "A vida não é um ensaio." Portanto, encontre tempo para se divertir. Viva ao máximo. Essa é uma escolha que fiz porque sei que Bruce apoiaria isso. Se os papéis fossem invertidos, ele estaria fazendo a mesma coisa, e eu não ia querer que fosse de outra maneira para ele ou nossas filhas.

Pense nisso…

De que atividades você gostava na infância? Você era das artes ou da equipe de natação? Às vezes, as respostas a essas perguntas dão dicas do que você gostaria de fazer hoje em dia.

Que amigos ou familiares você se sente à vontade para convidar para um café da manhã ou uma caminhada pelo bairro?

Pesquise na internet atividades em sua cidade. Existe alguma feira de artesanato ou de artes à qual você possa ir? E que tal uma feirinha de rua? Esses eventos não tomam muito tempo — você pode fazer um passeio de dez, vinte, trinta minutos, e depois voltar para casa.

Quando foi a última vez que alguma coisa lhe deu alegria? Foi cozinhando, fazendo um bolo ou pintando? Talvez você não consiga se inscrever em um curso ou assar um bolo agora, mas pode começar a ler ou ver vídeos sobre o assunto na internet.

CINCO

Dê atenção à saúde do seu cérebro

A saúde do cérebro está intimamente conectada ao estilo de vida. Ao cuidado com o corpo com nutrição adequada, exercícios e atividades mentais, proporcionamos vitalidade cognitiva ao longo da vida.

DRA. LISA MOSCONI,
neurocientista e diretora da Women's Brain Initiative [Projeto Cérebro das Mulheres, em tradução livre], *na Faculdade de Medicina Weill.*

Cuidar de alguém com demência é um ato de amor, mas requer também uma alta carga emocional, física e mental. É preciso tomar decisões o tempo todo, adaptar-se a mudanças e carregar um peso invisível que poucos entendem de verdade. O que costuma ser desconsiderado é o preço que isso pode cobrar da saúde cerebral de quem cuida.

Pesquisas mostram que quem cuida de pacientes com demência encara um maior risco de declínio cognitivo, provavelmente devido ao estresse prolongado, ao sono interrompido e à carga emocional do cuidado. Eu não queria ouvir isso, e acho que você também não, em especial se faz parte dos 45% de parceiros cuidadores que colocam o próprio bem-estar no fim da fila. Mas aqui vai uma boa notícia: os pilares da boa saúde cerebral são mais fáceis de serem implementados do que imaginamos, o que nos permite cuidar melhor dos entes queridos ao mesmo tempo que resguardamos o próprio bem-estar.

Bom, talvez eu não consiga um desempenho de atleta sete dias por semana, mas um estilo de vida que proporcione um cérebro saudável é um objetivo pelo qual eu me esforço. Meu maior motivador é conviver de perto com a demência. É tão doloroso assistir às mudanças e à morte lenta do cérebro de alguém que amamos que isso faz com que você queira proteger o seu. Não quero ter essa doença, então por que não fazer o que estiver ao meu alcance para preveni-la? Esse é o meu "porquê". Também não quero que nossas filhas passem por isso duas vezes.

É bom esclarecer que a DFT é uma doença rara, e que não há nada que Bruce pudesse ter feito para preveni-la ou alterar sua progressão. No entanto, houve um período, antes de ele ser diagnosticado, em que adotamos um estilo de vida voltado à saúde cerebral. Durante esse período, eu percebi algumas melhorias, em particular em mim mesma, porque estava enfrentando uma quantidade alarmante de névoa mental devido ao estresse e às alterações hormonais. Para mim, aprender que podemos impactar o cérebro de forma positiva por meio de mudanças simples no estilo de vida, em qualquer idade, serviu de incentivo.

Priorizar a saúde cerebral pode parecer assustador em meio a tudo que você está atravessando no momento. E, assim como eu, talvez você não consiga fazer o melhor todos os dias. Mas dar passos rumo a práticas que favoreçam a saúde cerebral não só faz com que você cuide melhor da pessoa amada, como também melhora sua vida.

"Se você tem filhos, vai querer que eles vejam seus cuidados com o próprio cérebro *e* que eles tomem conta do cérebro deles para que mantenham esses hábitos por conta própria quando crescerem."

DRA. ANNIE FENN

médica, chefe de cozinha e autora de The Brain Health Kitchen: Preventing Alzheimer's Through Food [A cozinha do cérebro saudável: Como prevenir a doença de Alzheimer por meio da alimentação, em tradução livre].

O cérebro em primeiro lugar

Sempre me mantive bem-informada sobre as melhores práticas de bem-estar e maneiras de me cuidar. Sabia da importância de cuidar da saúde do coração, do peito e dos intestinos. Mas nunca soube muita coisa sobre a saúde do cérebro até conhecer Richard Isaacson, neurologista pioneiro cujo foco está voltado para o tratamento e a prevenção da doença de Alzheimer. O Dr. Isaacson fundou e dirigiu a Clínica de Prevenção ao Alzheimer no hospital Weill Cornell Medicine/NewYork-Presbyterian, a primeira do tipo nos Estados Unidos. Hoje em dia, conduz pesquisas clínicas e translacionais no Instituto para Doenças Neurodegenerativas, em Boca Raton, na Flórida.

Ao longo de minha jornada com Bruce, eu havia consultado vários neurologistas brilhantes, mas o Dr. Isaacson foi o único que conversou comigo sobre como ajudar o cérebro, órgão em constante mudança e envelhecimento. Foi um momento revelador para mim. E eu ainda me choco com o fato de o clínico geral não conversar comigo sobre saúde mental/cognitiva durante meu check-up anual, uma vez que as mulheres têm maiores chances de desenvolver demência do que os homens e que há medidas preventivas que podemos adotar.

"Quando alguém recebe um diagnóstico de demência, quer dizer que o quadro, na verdade, começou a se instalar dez, vinte, trinta anos antes", explica o Dr. Isaacson. "Ainda que não haja cura para essa doença, vale a pena cuidar do cérebro — até porque estudos recentes mostram que entre 45% e 50% dos casos podem ser evitados com a adoção de hábitos de saúde específicos. Não quero prometer nada que não possamos cumprir, mas acredito que podemos impactar nosso cérebro agora, e quanto antes começarmos, melhor."

A Dra. Kellyann Niotis, diretora de pesquisas para a prevenção da doença de Parkinson e da demência com corpos de Lewy no Instituto de Doenças Neurodegenerativas e na Fundação para Pesquisa e Educação em doença de Parkinson e Alzheimer, acrescenta: "Nossos genes não ditam o destino, e quanto antes os fatores de risco da doença forem levados em conta, melhor. Dito isso, há muitas evidências que mostram que nunca é tarde para reduzir esses riscos."

Hoje em dia, minha abordagem em relação à saúde como um todo é pensar primeiro em meu cérebro; como consequência, todo o corpo se beneficia. (Verdade seja dita, aprender sobre saúde cerebral teve um impacto tão profundo em mim que me inspirou a fundar, em parceria, minha marca de bem-estar chamada Make Time Wellness.) Não sou perfeita todos os dias, mas, em grande medida, sempre me pergunto:

O que fiz pela saúde do meu cérebro hoje? Nem sempre é fácil, em especial quando se está ocupada cuidando de alguém com demência, mas ajudar o cérebro não é algo fora de nosso alcance. E fazê-lo é algo crucial. Por quê?

"O cérebro é a estrutura mais complexa que a humanidade conhece", diz a Dra. Wendy A. Suzuki, professora de neurociência e psicologia na Universidade de Nova York e especialista de renome internacional em saúde mental e neuroplasticidade. "Nosso cérebro define a pessoa que somos — talentos, senso de humor, o modo como vemos, sentimos e pensamos sobre o mundo. E quanto mais você mantiver o cérebro saudável e feliz, mais você será *você*."

Portanto, vamos dar uma olhada nos alicerces específicos da boa saúde cerebral.

"Podemos impactar o cérebro a qualquer momento. Por exemplo, uma dieta rica em vitaminas do complexo B em uma mulher grávida está vinculada a um melhor desempenho cognitivo da criança décadas mais tarde. E há de se considerar os fatores de risco do declínio cognitivo e da demência na infância, na vida adulta e na velhice."

DR. RICHARD S. ISAACSON

Nutrição

Quando digo que não sou perfeita nos cuidados à saúde do cérebro, refiro-me em grande medida à nutrição. Esse costuma ser meu ponto fraco.

Sempre gostei de uma boa comida e nunca precisei me preocupar com o que comia. É comum ouvirmos falar de casos de modelos famintas que desenvolvem anorexia para caber num tamanho 34, mas graças à genética sempre fui magra, então a dieta não foi um problema durante minha carreira de modelo. No entanto, quando me aproximei dos 40 anos, em especial depois do nascimento de minha segunda filha,

Evelyn, tive dificuldade para perder os quilos extras. E então, de repente, com o estresse adicional do cenário que me levava a pensar que meu casamento estava em crise, a comida se tornou uma aliada.

Uma coisa que aprendi durante o processo de me tornar uma pessoa cuidadora foi que o estresse emocional me leva a comer. Houve um momento em que eu estava tão estressada que perdi peso, mas, em linhas gerais, o alimento é meu conforto. Cresci com uma mãe que cozinha muito bem e que sempre fazia questão de incluir opções saudáveis em meu prato. Mas sou uma criança dos anos 1980 e 1990 e, quando deixada por conta própria, recorria feliz aos favoritos da infância: comida pronta, *fast food* e Snickers. (Se bem que, naquela época, Snickers era considerado saudável, graças a uma campanha publicitária bastante estratégica!)

Com o passar dos anos, as muitas viagens que fiz como modelo me ajudaram a expandir meu paladar, mas nada como o sofrimento e a tristeza para fazer com que você vá em busca do prazer imediato. Nos momentos mais difíceis, é fácil recorrer à dieta da infância em busca de conforto. E foi o que fiz no início de minha vida de cuidadora. Eu não estava mexendo o corpo como deveria, porque estava ocupada com as nossas filhas, com Bruce e o trabalho. A vida estava de cabeça para baixo, e a motivação para fazer qualquer coisa por minha saúde era inexistente.

Porém, assim que entendi a gravidade do que estava acontecendo, percebi a importância de cuidar da nutrição. Eu queria me manter saudável por mim e pelas crianças, ser capaz de cuidar de Bruce e tomar decisões bem-pensadas em nome dele. E, claro, as taxas de mortalidade que mencionei no capítulo anterior, sobre pessoas cuidadoras que morrem antes do paciente, que vários estudos revelam ser da faixa de 63%, também me motivaram a rever meus hábitos alimentares. Depois que mudei o que estava ingerindo, comecei a perceber melhorias nos níveis de energia e redução da névoa mental que vinha sentindo.

Também aprendi mais sobre a conexão intestino-cérebro ou sobre a ligação entre o que você come e o modo como seu cérebro funciona. Não por acaso, especialistas se referem ao intestino como o segundo cérebro. Se, por um lado, comer muita comida processada e muito açúcar faz com que a pessoa se sinta preguiçosa e confusa, comer fibras, gorduras saudáveis e alimentos ricos em probióticos — como chucrute, picles e outros fermentados — pode ajudar a reduzir o estresse e a inflamação ao contribuir para a saúde do intestino. Esses alimentos também contribuem para uma boa função cerebral e o bem-estar geral.

"Centenas de estudos mostram que a dieta mediterrânea faz bem tanto para a saúde do coração quanto para a do cérebro", explica a Dra. Annie Fenn, autora de *The Brain Health Kitchen: Preventing Alzheimer's Through Food* [A cozinha do cérebro saudável: Como prevenir o Alzheimer por meio da alimentação, em tradução livre], um livro de receitas baseado em evidências científicas e também um manual de cuidado com o cérebro. Essa dieta de estilo de vida, que também reduz a inflamação, é composta basicamente de frutas e vegetais ricos em nutrientes, grãos integrais, castanhas, peixe e azeite de oliva, com consumo restrito de alimentos processados, carne vermelha e açúcares adicionados. Embora meu objetivo seja seguir a dieta mediterrânea 100% do tempo, a verdade é que consigo em cerca de 70%. Afinal, uma mulher também precisa viver e se divertir!

O estudo dessa dieta, intitulado *Mediterranean-DASH Intervention for Neurodegenerative Delay (MIND)* [Intervenção para retardar o avanço de doenças degenerativas por meio da dieta mediterrânea, em tradução livre], publicado em 2015, foi o primeiro a revelar que adotar um padrão de dieta protetor do cérebro poderia reduzir de forma significativa o risco de desenvolver Alzheimer. Durante quatro anos e meio, os pesquisadores rastrearam quase oitocentos indivíduos que não tinham tido demência e os instruíram a seguir a dieta MIND, uma variação do padrão mediterrâneo de alimentação mais direcionada ao cérebro. A dieta contém nove grupos alimentares: frutas vermelhas, folhas verdes, hortaliças, castanhas, vagens e legumes, grãos integrais, peixes e frutos do mar, frango e azeite de oliva extravirgem. Os participantes do estudo que seguiram a dieta MIND à risca, pontuando no terço superior de adesão por se alimentarem regularmente de alimentos saudáveis para o cérebro, tiveram uma redução de 53% no risco de diagnóstico de Alzheimer. Uma redução de 53% equivale a ser 7,5 anos mais jovem. E esses indivíduos estavam na casa dos 50, 60 e 70 anos, grupos etários nos quais o risco da doença é maior. É importante dizer que a *única* coisa que elas mudaram ao longo dos quatro anos e meio do estudo foi a dieta.

A dieta MIND também beneficiou os participantes que não seguiram uma adesão rigorosa. Aqueles que a adotaram por cerca de metade do tempo tiveram uma redução de 35% no risco de desenvolver Alzheimer.

"Desde então, o estudo tem sido replicado em outros países e mostrado os mesmos resultados", explica a Dra. Fenn. "Em termos de saúde cerebral, quem segue a dieta MIND e outas dietas mediterrâneas tem menos placas e emaranhados de proteínas tau no cérebro." (Emaranhados de tau são um acúmulo anormal de proteína nos neurônios presentes na doença de Alzheimer.) A dieta MIND também tem apontado para reduções no risco do Mal de Parkinson e do câncer de mama, entre outras doenças. Outro estudo mostrou que se você comer folhas verdes cerca de uma vez ao dia, com o tempo, seu cérebro parecerá ter onze anos a menos em uma ressonância magnética em comparação ao cérebro de alguém que quase não consome salada.

Quando conversei com a Dra. Fenn sobre a dieta ideal para a saúde do cérebro, ela me deu as seguintes dicas para modificar o modo como eu me alimentava:

Em primeiro lugar, mude sua mentalidade

Pergunte-se: *Por que quero cuidar do meu cérebro? Aonde quero chegar?* Por exemplo, você quer ser uma avó saudável, capaz de brincar com os netos quando tiver 70 ou 80 anos? Quer ser capaz de viajar? Quer continuar fazendo seu trabalho por muitos anos mais? Quer prevenir a demência que está roubando tanto de quem você ama? Esse é o seu "porquê". Ao vincular a intenção de se alimentar dessa forma a um propósito maior, as chances de retomar velhos hábitos diminui.

Coma o arco-íris

Já ouvimos isso antes, mas uma dieta colorida é importante porque as várias cores das frutas e vegetais representam pigmentos diferentes chamados flavonoides, ricos em nutrientes bons para o cérebro. Para adicionar mais cor ao prato, a Dra. Fenn sugere experimentar frutas e legumes diferentes a cada semana, talvez começando com variações do que você já consome. Por exemplo, se você sempre come couve-flor, experimente a roxa. Se costuma comer tomates vermelhos, experimente os amarelos.

No quesito azeite, use sempre o extravirgem

"Muitos dos azeites encontrados nos supermercados são extremamente processados, o que significa que foram modificados de maneira que pode torná-los nocivos para os vasos sanguíneos", diz a Dra. Fenn. O azeite de oliva extravirgem, por outro lado, tem a quantidade ideal de gorduras boas para o cérebro: é composto em grande parte por gorduras monoinsaturadas, com um pouco de gorduras poli-insaturadas e uma pequena proporção de gordura saturada.

"O azeite de oliva também é rico em polifenóis, que reduzem o estresse oxidativo e amainam a inflamação no cérebro. Nenhum outro azeite se aproxima do extravirgem em termos da quantidade de dados científicos a seu respeito", diz a Dra. Fenn.

Não cozinhe em altas temperaturas

"Cozinhar em uma panela muito quente cria produtos finais de glicação avançada que são inflamatórios, fazem mal às células do cérebro e são associados à doença de Alzheimer", diz a doutora. As melhores técnicas culinárias são o fogo brando e o cozimento lento. Cozinhe ao vapor e refogue, em vez de tostar a comida, evitando técnicas que demandem cozimento em altas temperaturas.

Reduza ou evite o consumo de alimentos que aceleram o declínio cognitivo

Mantenha distância de alimentos ricos em gorduras saturadas, gorduras trans e açúcar em excesso.

"Evite alimentos açucarados e sem fibra — como doces e refrigerantes. Esse é o consumo mais prejudicial de açúcar porque a substância vai direto para a corrente sanguínea e pode ativar um pico de insulina, levando à resistência à insulina, que, hoje sabemos, é um dos precursores do Alzheimer", explica a Dra. Fenn. Fruta-dos-monges, stevia, tâmara, xarope de bordo e mel são bons substitutos; e até o açúcar mascavo é aceitável, desde que usado em alguma coisa que contenha fibra.

"Evite todas as carnes processadas (que têm um forte vínculo com a demência) e limite o consumo de carnes não processadas a, no máximo, três pequenas porções (menos de 85 gramas) por semana", diz a Dra. Fenn. Limite o queijo a, no máximo, 28 gramas por semana, manteiga a menos de uma colher de sopa por dia, frituras a uma vez por semana e coma menos de cinco porções de doces por semana.

Beba porções pequenas ou moderadas de álcool

Sempre gostei de tomar uma taça de vinho tinto no jantar e adoro o ritual de harmonizar vinho com comida porque, no fundo, sou uma entusiasta do comer bem. Nunca tive o hábito de consumir muito álcool, mas percebi que estava diversificando e tomando margaritas no verão e saquê com sushi. Tomar uma bebida no jantar se tornou um hábito. Para ser bem sincera, eu adorava o modo como a bebida desacelerava meus pensamentos, além de me ajudar a lidar com o sofrimento e a tristeza. No entanto, quando percebi o que estava acontecendo, me dei conta de que estava seguindo por um caminho perigoso. Não tenho o gene vinculado ao alcoolismo e consigo parar no primeiro copo. Mas, como me lembrou a Dra. Fenn: "Temos muitos dados dizendo que o álcool não faz bem ao cérebro como um dia pensamos, e ainda aumenta o risco de demência."

É provável que, mesmo uma única dose, noite após noite, não seja saudável, e quando se trata do cérebro em específico, uma taça de vinho tinto não é assim tão benéfica. Percebi que quando bebia, prejudicava meu sono, e eu não me sentia muito bem pela manhã. Para mim, não valia a pena, então decidi cortar a bebida. Não quero ser rígida demais, e beberei em ocasiões especiais, mas descobri que fico bastante satisfeita com coquetéis sem álcool, que posso compartilhar com as meninas.

De mais a mais, hoje em dia, as cartas de drinques dos restaurantes oferecem muitas opções não alcóolicas deliciosas. (Embora seja bom prestar atenção às cheias de açúcar.) Depois de diminuir o consumo de álcool em cerca de 90%, passei a dormir melhor e me sinto mais alerta durante o dia. E parece que meu cérebro também se beneficia com isso.

Aprecie seu café e seu chá

"Estudos populacionais abrangentes feitos em culturas que consomem café — como a Europa — mostram que a bebida reduz o risco de demência", diz a Dra. Fenn. O café e os chás verde, branco, preto e oolong são ricos em polifenóis neuroprotetores.

"Mas, atenção: não torne nociva à saúde essa bebida amiga do cérebro, acrescentando um monte de açúcar e cremes gordurosos", diz ela. Um pouco de leite de amêndoas é a melhor aposta.

Faça pequenas substituições

Se isso começar a parecer demais, saiba que você não precisa reformular totalmente a sua alimentação.

"Quando alguém tenta melhorar os padrões dietéticos, pode observar o que come todos os dias e melhorar alguns fatores", sugere a doutora. Por exemplo, se você come torradas no café da manhã todos os dias, dê preferência ao pão integral e substitua a manteiga por azeite de oliva ou pasta de amêndoas.

Lembre-se: alimentar-se pensando na saúde do cérebro é um estilo de vida, não uma dieta

"Não se trata de um projeto que começa em janeiro e termina em fevereiro. Trata-se de incluir esses alimentos comprovadamente neuroprotetores no seu estilo de vida", diz a Dra. Fenn. Para facilitar o consumo de comidas amigas do cérebro, eu tento manter a despensa e a geladeira abastecidas. Do contrário, acabo beliscando qualquer coisa pouco saudável quando estou com pressa ou com fome.

A doutora sugere abastecer a cozinha com alimentos pouco processados, como molho verde (feito com poucos ingredientes e que sejam saudáveis), feijão preto e branco, homus, legumes congelados, como abóbora e milho, e frutas vermelhas congeladas que você pode misturar em uma sobremesa ou vitamina, ou adicionar ao iogurte.

"Às vezes, frutas e legumes congelados são melhores do que os frescos porque são congelados no auge do amadurecimento", explica a Dra. Fenn.

Planeje refeições e lanches com antecedência para não fazer tudo às pressas quando a fome atacar, seja enquanto estiver na rua, em uma longa consulta médica ou entre as tarefas da rotina. Boas opções incluem pequenas embalagens de húmus com dedinhos de cenoura, castanhas, tâmaras medjool, porções individuais de pasta de amêndoas, granola caseira ou industrializada, feita com poucos ingredientes, ovos cozidos e sachês de chá verde. Manter alguns desses lanchinhos na bolsa, ao alcance da mão, ou no carro, pode ajudar qualquer um a se manter alimentado durante o dia, facilitando a dieta mesmo nos momentos mais atribulados.

Além disso, alguns especialistas sugerem o consumo de suplementos para suprir as deficiências de alguns nutrientes, já que pode ser difícil manter uma dieta restrita. A Dra. Fenn diz que não há erros com multivitamínicos, e o Dr. Isaacson recomenda ácidos graxos ômega-3, vitaminas do complexo B e vitamina D. Converse com seu médico antes de tomar esses ou outros suplementos.

Petiscos energéticos ricos em ômega 3

São fáceis de preparar, não precisam ser assados, fornecem energia por mais tempo, favorecem o foco e promovem a saúde do cérebro. Eu adoro, e minhas meninas também.

INGREDIENTES:

1 xícara de aveia integral (fornece energia por mais tempo e beneficia funções cerebrais)

¼ de xícara de farinha de linhaça (rica em ácidos graxos ômega 3, para a saúde do cérebro)

½ xícara de pasta de amêndoa (ou manteiga de amendoim, para obtenção de gorduras saudáveis e proteína)

(Opcional) ¼ de xícara de gotas de chocolate amargo ou castanha picada (para uma dose extra de mimo e crocância)

INSTRUÇÕES:

Em um recipiente médio, misture bem todos os ingredientes até formarem uma massa uniforme.

Forre uma forma retangular rasa com papel-manteiga.

Faça bolinhos de 2,5 centímetros com as mãos.

Coloque os bolinhos no papel-manteiga e refrigere por cerca de 15 a 20 minutos para firmarem.

Armazene em um pote hermético na geladeira por até uma semana.

Exercite-se

No capítulo anterior, abordamos os benefícios do movimento quando decidimos nos cuidar. Mas os especialistas também dizem que a prática regular de exercícios é a principal coisa que você pode fazer pela saúde do cérebro, tanto no curto quando no longo prazo.

"A prática de exercícios diminui a ocorrência de uma placa pegajosa chamada amiloide, uma proteína patológica que se acumula no cérebro de quem desenvolve a doença de Alzheimer, a demência com corpos de Lewy e outras doenças", diz o Dr. Isaacson.

"No curto prazo, a prática de exercícios libera uma bolha de neuroquímicos no cérebro — dopamina, serotonina e adrenalina — que têm um efeito imediato", acrescenta a Dra. Suzuki. "Isso significa que, todas as vezes que você movimenta o corpo — nem que seja em uma caminhada de dez minutos — esses neuroquímicos ajudam a reduzir a ansiedade e a depressão e aumentam os níveis de energia. Mover o corpo com regularidade pode melhorar o estado geral do humor ao longo do tempo porque quem se mexe produz esses neuroquímicos de maneira consistente. O exercício ativa também fatores de crescimento, que podem ajudar a criar novas células cerebrais no hipocampo e novas sinapses no córtex pré-frontal."

Eu pedi dicas de exercícios ao Dr. Isaacson e à Dra. Susuki. Eis o que eles disseram:

Comece devagar e se mexa quando possível

Quando decidi voltar a me exercitar enquanto cuidava de Bruce, houve dias em que cinco minutos eram só o que eu tinha. Mas tudo bem, porque, como diz o Dr. Isaacson, "cinco minutos de exercício é melhor do que zero, dez minutos é melhor do que cinco e assim por diante".

Com o tempo, pude passar para outra fase e me exercitar por mais tempo. Uma coisa que me ajudou? Os aplicativos. Como mencionei no Capítulo 4, gosto muito de um aplicativo chamado Melissa Wood Health, que tem exercícios rápidos de força, pilates e ioga que posso encaixar na rotina. Os exercícios são classificados de acordo com a duração, então é possível encontrar um que se encaixe naquela brecha da agenda, não importa que ela seja breve. (O aplicativo também oferece exercícios de meditação que você pode usar quando não tiver energia para se exercitar e precisar relaxar a mente. Fazer alguma coisa pela saúde mental também é importante.)

Embora eu saiba que uma aula presencial na academia é menos conveniente para parceiros cuidadores, preciso falar desse ambiente. Em primeiro lugar, é uma oportunidade de sair de casa e, em segundo, uma vez na aula, a pessoa (espera-se) mantém o foco nos exercícios que precisa fazer por 45 ou 60 minutos, em vez de pensar o tempo todo em seu ente querido. Um terceiro benefício é a interação social, outro pilar da manutenção da saúde cerebral (voltaremos a falar disso). Nos dias em que preciso de uma motivação extra, lembro-me de como tenho sorte por poder mexer o corpo e do quanto quero manter essa capacidade pelo máximo de tempo possível.

Faça aumentos gradativos na atividade física

Você não precisa se matricular numa aula na academia para colher os benefícios de se movimentar. Mexer o corpo de uma maneira que se encaixe na sua rotina é um ótimo começo, seja empurrando uma cadeira de rodas, dobrando os lençóis, escovando o cachorro ou cuidando do jardim. Essas atividades contam, em especial se feitas com intenção. Mas, quando puder, considere o aumento gradual rumo a formas mais estruturadas de exercício, mesmo que seja dançar na cozinha ou se alongar um pouco. Todo movimento, por menor que seja, importa.

Caminhar também ajuda. Um estudo envolvendo mais de 78 mil participantes, publicado no *Journal of the American Medical Association Neurology*, descobriu que aqueles que andaram cerca de dez mil passos por dia, cerca de oito quilômetros, reduziram o risco de desenvolver demência em até 51%. Mesmo aqueles que andaram apenas 3.800 passos, cerca de três quilômetros, reduziram o risco em 25%.

Outra pesquisa mostra que caminhar pode melhorar a saúde dos neurônios. Um ritmo rápido, no qual você consiga falar, mas com alguma dificuldade, é melhor, mas qualquer caminhada ajuda.

"É o caso, por exemplo, de uma caminhada após a refeição, quando o exercício ajuda a digestão, extrai açúcar da corrente sanguínea e acelera o metabolismo", diz o Dr. Isaacson. Mesmo uma rápida caminhada de cinco ou dez minutos ou um passeio pelo bairro é uma boa ideia. Pouco tempo atrás, comprei um colete com carga para intensificar minhas caminhadas. Os benefícios de adicionar esse acessório incluem o aumento da densidade óssea e melhorias na saúde cardiovascular, na resistência muscular e na postura.

Se possível, faça outros exercícios físicos

Quando se trata de se exercitar, o ideal é tentar fazer um pouco de exercício cardiovascular, de treino de força e de alongamento toda semana.

Há dois tipos de exercícios cardiovasculares. O treino intervalado de alta intensidade, feito com autorização médica, ajuda a condicionar o corpo e a fortalecer o coração. "Pode ser feito por vinte, trinta ou quarenta minutos", diz o doutor.

E há o cárdio de baixa intensidade, que o Dr. Isaacson chama de Zona Dois. É quando seu ritmo cardíaco fica entre 60% e 70% da capacidade máxima. Calcule essa capacidade subtraindo sua idade de 220 e multiplicando o resultado por 0,6 ou 0,7. Nessa zona, você pode manter uma conversa, mas é difícil.

"À medida que a barriga aumenta, o centro de memória no cérebro diminui. Desde que seja viável para você — e fale com seu médico antes de começar a praticar qualquer exercício —, a prática de exercícios durante quarenta ou 45 minutos, de duas a três vezes por semana, ajuda a queimar gordura, o que impacta o risco de demência", diz o Dr. Isaacson.

Treinos de força também são importantes, e há muitas maneiras de fazê-los, sejam exercícios sem equipamentos, como flexões, abdominais e exercícios para o tríceps, por exemplo, ou o uso de pesos livres.

"Criar massa muscular pode melhorar a saúde metabólica — fatores como a resistência à insulina —, e o metabolismo está vinculado a disfunções de memória", diz o Dr. Isaacson.

O alongamento melhora a mobilidade e a flexibilidade, importantes para a saúde das juntas e para a prevenção de lesões. Ajuda também a conduzir nutrientes para os músculos enquanto remove as toxinas.

Descubra o que funciona para você

A chave para a prática regular de exercícios é descobrir atividades que você goste de fazer e que sejam viáveis.

"Ninguém quer se machucar, então, se você não sabe nada sobre exercícios, informe-se. Contrate um personal trainer. É claro que isso envolve custos, mas é muito importante permanecermos ativos", diz o Dr. Isaacson.

Fazer trilhas é um dos meus exercícios favoritos porque tenho contato com a natureza. Havia uma trilha perto de nossa casa que incluía uma subida de 25 minutos em inclinação contínua e vinte minutos de descida. (Infelizmente, a trilha desapareceu no incêndio que atingiu o bairro de Pacific Palisades, em janeiro de 2025.) No início, a ideia de ficar longe de casa e de Bruce por tanto tempo assim era estressante demais para mim, então precisei de um tempinho até começar a sair. Mas quando enfim fiz a trilha, valeu a pena. Sair de casa e sentir o sol no rosto me faz bem. Parte de meus pensamentos criativos e várias resoluções de problemas me ocorreram durante essas trilhas. E como você sabe muito bem, cuidar de alguém envolve muito pensamento criativo e resolução de problemas. A separação momentânea da casa e dos meus entes queridos também me ajuda a pensar com clareza, muda minha perspectiva e me permite gerenciar sentimentos de sobrecarga.

Como mencionei no Capítulo 4, também passei a fazer aulas de tênis e a jogar sempre que possível. Eu gosto muito do fato de ser um esporte técnico, e especialistas dizem que o tênis é excelente para a saúde do cérebro, pois ativa o cerebelo, os lobos parietais e o córtex frontal. E é muito gratificante ver minha evolução no jogo. E ainda há o aspecto social, que também é benéfico. De vez em quando, gosto de ir a clínicas de tênis porque lá posso jogar com outras pessoas. Às vezes, com mulheres na casa dos 60 ou 70 que me dão uma surra! Por fim, não é preciso ser membro de um clube para jogar tênis. Em meu bairro, há quadras comunitárias que têm um quadro de avisos no qual você pode encontrar nomes de clínicas para aulas em grupo e instrutores.

Talvez seja preciso um pouco de tentativa e erro até descobrir que tipo de exercício lhe dá prazer e faz com que você sinta as tais endorfinas que melhoram o humor, mas, quando descobrir, você com certeza vai sentir muita vontade de praticar. Foi o que aconteceu comigo.

Estabeleça objetivos realistas e faça de tudo um pouco

Com tanta coisa acontecendo em minha vida, não consigo praticar cinquenta ou sessenta minutos de exercícios todos os dias. Em vez disso, estabeleço objetivos realistas. Para mim, isso significa exercitar-me pelo menos três vezes por semana durante trinta minutos — qualquer coisa além disso é um bônus. Conforme já mencionei antes, nem sempre foi assim. Durante anos, fiz quase nada, até passar por fases em que forçava a barra e ficava exausta. Esse ciclo foi não só exaustivo, mas também insustentável.

O que também me ajudou a me tornar mais consistente foi misturar uma variedade de atividades físicas, como trilhas, spinning, tênis, caminhada e treino funcional com um personal trainer especializado. Um treino funcional inclui exercícios que fortalecem o corpo para os movimentos diários, como carregar e levantar coisas pesadas e subir escadas.

Eu sei que o tempo pode ser uma questão. Eis algumas ideias que podem funcionar: existe lugar na sua casa para colocar um equipamento de ginástica, como uma esteira ou uma bicicleta ergométrica? Você acha que o uso de aplicativos de exercícios sobre os quais conversamos pode ser um bom começo a partir do qual evoluir mais tarde? (Alguns aparelhos de TV permitem que você projete na tela as imagens desses aplicativos.) Que tal estabelecer um objetivo só seu, como fazer dez flexões (começando com uma boa flexão ao dia) ou cinco minutos subindo e descendo escadas (começando com um minuto)? Que tal uma volta no quarteirão? Por exemplo, estou tentando fazer espacate. No momento, é bem ridículo e muito doloroso, mas eu chego lá!

Durma

"O exercício ajuda a soltar aquela placa pegajosa no cérebro, e o sono é o que elimina esse lixo", diz o Dr. Isaacson. "No entanto, o sono é uma das maiores dificuldades das pessoas cuidadoras, porque elas atuam 24 horas por dia, e o paciente com demência não vive de acordo com os ciclos circadianos."

Isso não significa apenas que quem sofre de demência acorda durante a noite, mas que o sono desregulado do paciente também acaba afetando o de quem cuida, o que costuma acontecer muito antes de você se dar conta de que ser cuidador se tornou seu novo papel. Esse com certeza foi o meu caso.

À medida que a doença de Bruce progrediu, as oito ou nove horas de sono profundo de que eu precisava para me sentir bem e descansada deixaram de existir. Lembrei-me de quando me tornei mãe, quando deixei de ter um sono pesado e passei a acordar ao menor ruído. Eu me sentia como se precisasse dormir com um dos olhos abertos, preocupada com a segurança de todos para o caso de Bruce ficar agitado no meio da noite. Relaxar e desligar a mente não era nada fácil.

Tenho certeza de que você se identifica com a sensação de poder ser convocado a agir a qualquer momento. O problema é que isso cria um círculo vicioso, pois a privação do sono prejudica a saúde física (cérebro e coração, por exemplo), o humor, a capacidade de lidar com o estresse e a produtividade, e tudo isso torna o ato do cuidado ainda mais difícil.

O Dr. Isaacson recomenda tentar dormir pelo menos de uma a duas noites inteiras por semana.

"Não resolve o problema, mas pode reduzir muito o impacto na morbidade e nas condições crônicas de saúde das pessoas cuidadoras", diz ele.

Como garantir algumas boas noites de sono?

Crie um ambiente adaptado à doença

Uma maneira de descansar um pouco mais é adaptar a casa pensando na segurança de quem está doente. (Afinal de contas, se o cérebro dele está se degenerando, ele não pensa mais em questões de segurança, de modo que essa tarefa agora é sua.) Por exemplo, o fogão deve ter acendedores à prova de crianças, a geladeira e o freezer devem ser trancados para que não sejam abertos por acidente, e todas as portas devem ser trancadas para que seu ente querido não saia andando por aí.

Contrate um profissional noturno

Se possível, tente providenciar alguém para passar a noite na sua casa. Ainda que haja custos envolvidos e que seja desafiador pedir a amigos ou familiares que cubram o turno da noite, pedir ajuda ocasional, nem que seja uma ou duas vezes na semana, pode fazer uma diferença drástica em seu sono. O investimento, seja ele financeiro ou logístico, pode propiciar um descanso mais do que necessário e permitir que você cuide melhor da pessoa amada durante o dia.

Em algum momento, tive de contratar alguém, não apenas para que eu pudesse dormir e me sentir disposta para nossas filhas na manhã seguinte, mas pela segurança dos moradores da casa. Adiei a decisão o quanto pude. Sentia saudades de nossa antiga vida e da normalidade. Isso foi outra coisa que fez meu mundo parecer estranho. Eu valorizava muito nossa privacidade, e a ideia de ter alguém em nosso espaço sagrado durante a noite enquanto dormíamos não me agradava. Mas considerei a possiblidade quando o neurologista me disse que não ter alguém para ajudar à noite estava colocando todos na casa em risco potencial, e que o sono picotado estava prejudicando minha saúde. Eu precisava ouvir isso e fui muito grata ao neurologista por essa recomendação. (Voltarei ao assunto no Capítulo 8.)

Crie uma rotina noturna

Quando você *enfim* conseguir tempo para fechar os olhos, o Dr. Isaacson sugere ficar longe do telefone por pelo menos trinta minutos antes de ir para a cama porque a luz azul pode suprimir de forma artificial a melatonina, hormônio necessário para o sono. Ele também recomenda criar uma rotina noturna para enviar um sinal para seu corpo de que está na hora de dormir. Minha rotina ajuda a relaxar meu sistema nervoso. Isso inclui um suplemento em forma de goma de mascar para eu desacelerar e me preparar para o sono, um spray com óleo essencial de lavanda que borrifo no travesseiro, um difusor de aromaterapia, uma respiração mais tranquila e a escrita no diário ou a leitura de um livro. Eu crio todo um ambiente, não me jogo na cama de qualquer jeito. Sua rotina noturna pode incluir meditação ou um cobertor especial que você só usa no quarto. Se possível, tente dormir sempre no mesmo horário.

Durma sempre que puder

Outra sugestão que ouvi é a mesma que os especialistas recomendam para pais e mães de recém-nascidos: cochile quando a pessoa cochilar. É claro que isso nem sempre é fácil, uma vez que há tantas coisas por fazer nesse tempo "livre", mas tente fazer isso e veja como você se sente. Um pouco de sono aqui e ali é melhor do que sono nenhum.

Reduza o estresse

Cuidar de alguém com demência significa caminhar por uma estrada muito perturbadora. Todo. Dia. Para mim, era como ter uma sirene disparando na minha cabeça 24 horas por dia. Como já mencionei em outras partes deste livro, precisamos aprender a reduzir nossa reação ao estresse e nos proteger do estresse crônico, mesmo vivendo essa realidade. As armadilhas do estresse podem ser devastadoras.

"O estresse crônico causa inflamação por todo o corpo, e a inflamação acelera o envelhecimento — tanto o envelhecimento cerebral quanto o corporal", diz o Dr. Isaacson.

"Além disso, o estresse crônico pode literalmente encolher o cérebro, danificando as células cerebrais no hipocampo e no córtex pré-frontal, duas áreas importantes que são muito afetadas na demência frontotemporal", acrescenta a Dra. Suzuki.

Como já mencionamos, isso pode contribuir para o fato de pessoas cuidadoras de pacientes com Alzheimer ou outros tipos de demência morrerem antes dos pacientes e, em média, morrerem em idade mais jovem do que pessoas não cuidadoras. Não pretendo ser alarmista, mas ouvir essas verdades e estatísticas difíceis foi o alerta de que eu precisei para mudar a marcha.

"A redução do estresse se dá de várias formas, então precisa ser aquilo que mais lhe interessar e algo com que você se identifique", diz o Dr. Isaacson.

A seguir, algumas estratégias de redução do estresse para você levar em conta:

Converse com alguém

Sou uma entusiasta da terapia. A possibilidade de compartilhar meus pensamentos e de expressar *todos* os meus sentimentos em um ambiente seguro e privado, sem julgamentos, tem reduzido muito meus níveis de estresse. (Escrever um diário também ajuda.) Minha terapeuta me ajuda a manter o foco e a responsabilidade para garantir que eu esteja me cuidando.

Um grupo de apoio também é um ótimo lugar para se expressar. (Leia o Capítulo 3 para mais informações sobre o assunto.) E se você não tem tempo para fazer isso de modo presencial, o Dr. Isaacson sugere o uso da tecnologia: "Você pode reduzir o estresse tendo interações significativas via mensagem de texto, pelo telefone ou por mensagens de vídeo."

Medite e respire

Uma prática meditativa contínua ajuda a aliviar o estresse porque você pode trocar a reação pela escolha, e isso muda tudo. É verdade que, para mim, é mais fácil falar do que fazer. Estou aprendendo a meditar, mas ficar quieta e em silêncio pode ser difícil, pois é nesses momentos que pensamentos sombrios e assustadores começam a invadir minha mente, e meu ciclo de "e se?" e pensamentos catastróficos começa. A sensação é de estar em queda-livre.

Eu via isso como algo negativo, mas aprendi que está tudo bem. Em alguns dias, a meditação gera paz; em outros, não. A prática não tem como objetivo apagar os pensamentos; mas aprender a percebê-los e se separar deles para que você não fique preso numa espiral. Livre-se da ideia de que precisa ser um Buda no cume da montanha com uma mente limpa e iluminada. A meditação tem a ver com progressão, não com perfeição.

Há momentos em minha prática de meditação em que saio desse lugar de escuridão espantando esses pensamentos, focando respirar lentamente e usando mantras como: "Eu inspiro paz e expiro preocupação". Isso desacelera meu coração e me ajuda a visualizar as palavras que recito em minha cabeça. Ou, quando a cabeça fica a mil, digo a mim mesma: "Fique aqui, não vá a lugar nenhum." Isso me mantém no momento presente.

"Quando o sistema nervoso é ativado, a tendência é ver perigo em todo lugar", explica minha terapeuta, Kathleen. "O alarme dispara na cabeça do indivíduo, e ele começa a ver uma história filtrada pela lente do 'Alerta de perigo!'. Dizer para si: 'Fique aqui, não vá até lá' estimula o foco no presente e evita a antecipação de problemas futuros."

Eu gostaria de falar da ideia de viver um dia e uma hora de cada vez. Essa atitude nos mantém no presente. Uma forma de terapia meditativa que pode ajudar com essa mentalidade é a redução do estresse baseada na atenção plena, um programa com base em evidências desenvolvido pelo Dr. Jon Kabat-Zinn. É uma combinação de meditação de atenção plena, consciência corporal e movimentos suaves. O objetivo é ajudar a reduzir o estresse e a dor e a gerenciar as emoções. Em essência, o foco está na observação de pensamentos e emoções sem reagir a eles. Isso permite cultivar uma sensação de calma em meio ao estresse do cuidado.

"É uma maneira estruturada de se tornar mais resiliente ao estresse", explica o Dr. Isaacson.

Se você quiser aprender sobre redução do estresse com base na atenção plena, recomendo fortemente o livro *Viver a catástrofe total: Como utilizar a sabedoria do corpo e da mente para enfrentar o estresse, a dor e a doença*, de Jon Kabat-Zinn (Palas Athena Editora, 2021). É um ótimo recurso para quem pretende trazer mais calma, equilíbrio e resiliência para sua jornada como cuidador. Você também encontra vídeos on-line sobre a prática.

E mesmo que você não possa meditar, o Dr. Isaacson sugere que você pare e faça três respirações profundas duas vezes ao dia.

"Você pode fazer isso a qualquer momento — quando estiver lavando as mãos, indo ao banheiro, antes de dormir ou na fila do mercado", explica ele. Minha terapeuta me fez colocar um alarme no telefone que dispara quatro vezes ao dia. Quando o alarme dispara, preciso parar, observar meu corpo, abaixar os ombros (que vivem perto das orelhas) e fazer algumas respirações restauradoras concentradas no agora. É sempre interessante (e triste) ver quanta tensão trago aprisionada em meu corpo antes do toque do alarme. Mas sem esse lembrete, eu passaria o dia inteiro no modo estresse e eu não quero viver assim. Tenho certeza de que você também não.

Experimente ajustar o alarme para se lembrar de respirar. É uma maneira simples de ajudar você a se equilibrar e a se ajustar algumas vezes ao dia.

Mexa-se

O movimento físico é importante tanto para a saúde, conforme vimos no capítulo anterior, quanto para a redução do estresse. A jardinagem se tornou uma forma de meditação para mim, e, às vezes, até projetos de melhorias e reparos na casa podem funcionar. Essas atividades me permitiram ficar perto de casa e, ao mesmo tempo, me afastar em segurança, ao ar livre. Não temos mais "o homem da casa", então assumi o posto, e isso me fortalece. E é bom que nossas duas filhas possam ver todas as coisas de que as mulheres são capazes. Não cabemos em uma caixinha. É claro que posso contratar um faz-tudo ou um jardineiro, mas gosto de aprender coisas novas e botar a mão na massa. Isso me distrai e me faz prestar atenção a algo além da DFT e do cuidado.

E você? Há algum projeto ou hobby que pode adotar em segurança perto de casa ou que lhe permita se mexer um pouco ao ar livre?

Consiga um substituto

Eu nunca tinha ouvido falar em cuidadores substitutos até o diagnóstico de Bruce. Substitutos permitem uma noite, um fim de semana ou uma semana de folga. Embora isso possa demandar um tanto de organização, é importante para reduzir o estresse crônico.

"Sem substitutos, a pessoa se desestrutura, e se desestruturar não faz a demência sumir, só destrói outro ser humano", explica Teepa Snow. Quando Teepa me disse isso, fiquei toda arrepiada; foi emocionante. Eu *ainda* me emociono quando penso nisso, porque tirar uma folga de Bruce sempre fez com que eu me sentisse culpada. Sempre me trouxe sensações muito intensas de inferioridade e de não estar cumprindo meu compromisso matrimonial de forma adequada ou apenas fracassando como parceira cuidadora. Ao mesmo tempo, eu sabia que estava me desestruturando e que isso não me ajudava em nada, nem a ele nem a nossas filhas, que dependem de mim.

"Quando você se afasta e cria um espaço seguro para si, o verdadeiro alívio acontece", explica Teepa. "Durante essa folga, permita-se, de verdade, deixar de ser cuidadora e seja apenas um ser humano, por um tempinho." Converse com familiares e amigos para ver se eles podem ser essa pessoa para que você tire uma folga. Você também pode procurar organizações dedicadas à doença do paciente sob seus cuidados e ver se elas oferecem o serviço. (Há sugestões em meu site: emmahemingwillis.com.)

Peça ajuda

A essas alturas, você já sabe que não é possível cuidar de alguém sozinho. Isso é essencial para a redução do estresse. É preciso aceitar que você vai precisar de ajuda de um jeito ou de outro, e tudo bem.

"Pedir ajuda é um tabu no mundo dos parceiros cuidadores porque muitos acham que o pedido significa desistir, não ser um bom cônjuge/parceiro/filha", diz o Dr. Isaacson. "Mas pela segurança e bem-estar do seu ente querido, é essencial não deixar que tudo recaia sobre seus ombros. Se você não se cuidar, como poderá cuidar de quem você ama? Portanto, seja realista e peça ajuda o quanto antes. Nove entre dez cuidadores esperam demais."

É claro que é fácil falar, e eu sei que pode ser desafiador para qualquer um de nós que carece do apoio de familiares e amigos ou dos recursos para contratar ajuda externa. Se você está enfrentando esse cenário, pense nas pessoas mais próximas e se pergunte: com quem seu ente querido se sente confortável? Quem foi a última pessoa que lhe disse "se você precisar de alguma coisa, é só falar"? Leve essas palavras em consideração. Os amigos podem querer ajudar no turno da noite ou contribuir financeiramente para a contratação de alguém.

"Quando você tira uma folga, tudo de que precisa é saber que o paciente está sob cuidados; pode não ser o melhor cuidado, pode não ser o *seu* cuidado, mas isso é melhor do que você *não* descansar", diz Teepa. (Voltaremos a falar sobre buscar ajuda no Capítulo 8.)

Escreva

Vários estudos mostram que manter um diário pode ajudar a reduzir o estresse e a ansiedade, a analisar as próprias emoções e a quebrar o ciclo de pensamentos negativos, entre outras coisas que melhoram o bem-estar. De fato, um dos benefícios inesperados de escrever este livro foi descobrir o processo curativo e terapêutico da escrita. Uma técnica que usei foi ajustar um *timer* de sete minutos e colocar meus pensamentos no papel, fosse com ou sem um apontamento específico.

Mantenha conexões sociais

Outro pilar da saúde cerebral é se manter cognitivamente engajado.

"Há muita pesquisa por trás do poder das interações sociais e de seu vínculo com a longevidade. Quanto mais conexões sociais você tiver, mais longa será sua vida. Por quê? Porque somos animais sociais e temos muitos circuitos no cérebro que evoluíram para estar em situações sociais", diz a Dra. Suzuki.

Isso me motivou a trabalhar e a me manter mais conectada aos outros, tanto por mim quanto por Bruce. No início, eu menti para os amigos sobre os motivos pelos quais nós não poderíamos nos juntar a eles, pois não queria que percebessem que havia algo de estranho com meu marido nem o quanto eu estava me sentindo desconfortável. Agora que entendo a importância das interações sociais, e que nós dois estamos mais adaptados à doença, eu me obrigo a sair da zona de conforto e a procurar tempo para ser sociável sempre que possível. É fácil querer me esconder, mas eu tento marcar encontros com amigos para um café, dar uma caminhada ou experimentar coisas novas. Na verdade, minha resolução de Ano Novo mais recente foi experimentar uma coisa nova com minha amiga Helen a cada seis ou oito semanas. Até agora, fizemos uma aula de ioga com cabras de resgate, fomos à feira de antiguidades no estádio Rose Bowl (uma tradição icônica de Los Angeles que eu nunca tinha experienciado), fizemos trilhas diferentes e comemos em restaurantes novos. E também encorajo os amigos próximos a virem nos visitar. É lindo ver a presença dos amigos e todo o amor que cerca Bruce quando está perto de sua "turma", como ele os chamava.

Não descuide de *sua* saúde

Como já falei antes, durante um tempo, cuidei com muita diligência de todos os assuntos relativos à saúde de Bruce, mas deixei a minha no fim da fila. Tenho certeza de que você se identifica com isso, e, se esse for seu caso, saiba que você não está só.

"Não importa o quanto amem seus familiares e queiram apoiá-los em sua doença, 23% das pessoas cuidadoras dizem que fazer isso prejudicou a própria saúde", explica o Dr. Sadeghi. "E, sem qualquer surpresa, um dos estudos que apontou os mais altos índices de mortalidade entre essas pessoas revelou que 45% delas negligenciavam as próprias consultas médicas porque a rotina de cuidado não deixava nenhum tempo livre."

Foi preciso algum tempo, mas hoje em dia faço um esforço consciente para cuidar de mim. Por exemplo, quando faço um check-up, já marco a próxima mamografia ou limpeza odontológica na mesma hora, mesmo que os agendamentos sejam para dali a seis meses ou um ano. E tento me lembrar de que não só é importante, mas necessário colocar minhas necessidades acima das dos outros.

Eu sei que você está ocupado tomando conta da pessoa amada e monitorando a saúde dela, mas é crucial cuidar da sua também. Por exemplo, é importante saber como andam a pressão arterial e o colesterol, além de monitorar o sono e os exercícios, algo fácil de se fazer hoje em dia, uma vez que temos acesso a vários rastreadores — muitos deles no celular. Mais uma vez, faço a pergunta: se você não está priorizando a própria saúde e bem-estar, como pode cuidar bem de outra pessoa?

Como você já sabe a essa altura, o foco deste livro é a ideia de que, ao cuidar de si mesmo, você poderá cuidar melhor do outro. Sua saúde cerebral é uma parte imensa disso tudo porque, sejamos sinceros, a tarefa do cuidado requer muita reflexão, planejamento, tomada de decisão e criatividade. Requer força cerebral. Assim, se suas funções cognitivas não estão no melhor estado, seu já árduo trabalho se torna ainda mais difícil. Então, mesmo que nem sempre seja fácil implementar os pilares da saúde cerebral, lembre-se de que todos eles — exercícios, boa nutrição, sono, redução do estresse, conexão social e atenção à própria saúde — vão além do cérebro e ajudam todo o corpo a funcionar melhor, impulsionando a saúde física e mental. Quando vejo a coisa por esse ângulo, sinto-me motivada a fazer o melhor que posso por minha saúde cerebral. E se fazer tudo isso de uma só vez parece desanimador, escolha um dos pilares para começar. Lembre-se de que nunca é tarde demais e de que *qualquer coisa* é melhor do que nada.

Pense nisso…

Eu sei que implementar os pilares da saúde cerebral pode ser desafiador quando se está cuidando de alguém. O primeiro passo é descobrir o que está impedindo a mudança. Lauren Massimo, a professora de enfermagem na Universidade da Pensilvânia que conhecemos no Capítulo 4, sugere que a pessoa questione as barreiras que a impedem de agir e como poderia reduzi-las. Por exemplo, por que você não consegue dormir antes da 1 hora da madrugada? Se ajudar nas tarefas de casa é o motivo de sua noite sair dos eixos, verifique se a escola dos seus filhos oferece algum tipo de apoio.

Para ajudar na identificação dessas barreiras, responda às perguntas a seguir e depois procure um amigo ou familiar em que possa confiar, um terapeuta ou médico, para discutir modos de incluir esses planos na rotina.

- O que me impede de adotar uma dieta saudável para o cérebro?

____

____

____

____

____

- Como posso reduzir essas barreiras que me impedem de adotar uma dieta saudável para o cérebro?

____

____

- O que me impede de me exercitar?

- Como posso reduzir essas barreiras que me impedem de me exercitar?

- O que me impede de dormir mais/com mais frequência?

- Como posso reduzir essas barreiras que me impedem de ter um sono melhor?

- O que me impede de implementar técnicas de redução do estresse?

- Como posso reduzir essas barreiras para que eu possa adicionar técnicas de redução do estresse à minha rotina?

- O que me impede de manter conexões sociais?

- **Como posso reduzir essas barreiras e manter conexões sociais?**

- **O que me impede de dar a devida atenção à minha saúde?**

- **Como posso reduzir essas barreiras e dar a devida atenção à minha saúde?**

SEIS

Espere uma ampla gama de emoções

Grande parte dos cuidados é irritante, nada atraente e angustiante. Expressar esses sentimentos não desrespeita o ente querido de quem você está cuidando, mas valida seu sofrimento, seu sacrifício e sua humanidade em uma relação que envolve uma rotina de cuidados. Você tem direito ao seu processo emocional, e é importante pensar nele para o seu bem-estar a longo prazo.

HABIB SADEGHI,
médico osteopata, cofundador do Entelechy Medical Center

Dizer que meu mundo foi abalado pela DFT de Bruce é, na verdade, um grande eufemismo. Tínhamos uma história escrita, um futuro todo planejado. E, no entanto, todas essas esperanças e todos esses sonhos caíram por terra. Essa página do meu caderno teve que ser arrancada e jogada no lixo. E não foram só a minha vida e a de Bruce que mudaram. A vida das nossas duas filhas, que tinham 10 e 8 anos na época do diagnóstico, também.

Bruce tinha viajado com as três filhas mais velhas para diversos lugares para onde não via a hora de voltar com nossas filhas mais novas. Mas Mabel e Evelyn não vão poder compartilhar essas viagens especiais com o pai.

Além disso, ele não vai fazer parte dos momentos importantes da vida delas. Não vai morrer de orgulho nas formaturas nem dançar com as duas e as filhas mais velhas no casamento delas. Mas o que realmente me deixa arrasada são as pequenas coisas que elas estão perdendo. Por exemplo, Bruce teria adorado a mente rápida e afiada de Evelyn, mas ela não vai conseguir provocá-lo e perceber o quanto são parecidos.

E Mabel consegue transformar qualquer coisa em uma obra de arte, mas tem sentido falta de Bruce exibindo orgulhosamente as criações dela nas prateleiras e na porta do escritório, além de uma dezena de outras obras que ele já pendurou lá. Ele simplesmente era esse tipo de cara. Aquele pai babão.

Também é avassalador para mim que as partes da vida que Bruce abraçava com tanta energia e emoção não vão voltar a acontecer. Os dias em que ele fazia cócegas nas meninas até elas soltarem gritinhos, ainda mais durante minha rotina calma e regrada na hora de dormir, se foram, assim como os que ele brincava com elas na piscina e as levava para tomar sorvete.

Por muito tempo, Mabel e Evelyn pensaram que eu estava atrás de uma cura. Afinal, como a maioria das crianças, achavam que depois de toda doença vem uma cura. Além disso, elas me viram tentar de tudo e mais um pouco no combate à doença do pai porque eu não aceitava bem quando os médicos diziam: "Não há nada mais que possamos fazer." Para provar que eles estavam errados e mostrar às minhas filhas que eu não tinha perdido a esperança, não deixei pedra sobre pedra, e explorei diferentes terapias que pessoas me disseram que poderiam ajudar Bruce. Quando nada funcionava, eu ficava arrasada. Toda vez. Alguns dos momentos mais tristes, de cortar o coração, envolviam compartilhar os resultados com as meninas quando elas perguntavam.

Infelizmente, tristeza não foi a única emoção que senti nessa jornada, e tenho certeza de que você se identifica com isso. Eu choro muito. Já gritei com o rosto no travesseiro. Já esperneei. Já senti todas as emoções imagináveis. Muitas vezes, essa gama de sentimentos me abalou profundamente. E eu sei que a você também. Embora nenhum caso de demência, parceiros cuidadores ou entes queridos seja igual, quando estou com outros cuidadores e eles compartilham os próprios sentimentos, são uma cópia de mim, até certo ponto.

O que eu gostaria de ter sabido antes é que todo um espectro de emoções vem com o diagnóstico da pessoa amada, e é fundamental que você se permita sentir *todas* elas.

A importância de externalizar os sentimentos

"Reprimir emoções faz com que a pressão vá escalonando até que uma hora exploda em uma crise de saúde ou emocional", explica o Dr. Sadeghi. "Como já foi dito, sentimentos enterrados nunca morrem."

Minha terapeuta, Kathleen Murphy, especializada em ajudar pessoas a enfrentarem situações traumáticas e problemas em relacionamentos, acrescenta: "É como um bule de chá com tampa que não tem como expelir o vapor. Se você chegar ao seu limite, pode se comportar de um jeito que não gosta; por exemplo, descontar toda a sua raiva em seu ente querido quando ele não fez nada. Você acaba num ciclo de autorrepúdio e autocrítica, quando a maioria das pessoas na mesma situação reagiria do mesmo jeito."

Os sentimentos são inevitáveis, então você precisa praticar aceitá-los sem julgamentos. (Ao que parece, há muito julgamento nessa jornada!) No caso da maioria dos parceiros cuidadores, isso pode ser ainda mais difícil, porque costumamos reprimir nossas emoções por vários motivos.

Primeiro, porque priorizamos a pessoa amada 24 horas por dia, sete dias por semana e, enquanto estamos começando a chegar a um equilíbrio, ainda mais no início, não temos chance de pensar em nós mesmos. Isso aconteceu comigo. Naqueles primeiros dias, eu ia de um lado para o outro sem me conectar muito bem com o meu corpo.

Expressar as emoções também é considerado inadequado. Às vezes, pessoas que não são cuidadoras têm uma visão de como é cuidar de alguém e como você deve agir quando está nesse papel. A percepção é que se deve assumir o papel de santo e dedicar a vida toda à pessoa amada sem expressar absolutamente nada além de pesar. Falar de outros sentimentos pode ser visto como uma reclamação. Já ouvi pessoas dizerem: "Como pode *você* estar reclamando? E a pessoa que está passando por tudo isso? Por que não pensa nela?" Bem, a questão é a seguinte: estamos *sempre* pensando nela. Bruce está na minha mente o tempo todo, quer eu esteja em uma caminhada, levando as crianças na escola ou ao lado dele.

O que aprendi com a minha terapeuta, que estava tratando outra pessoa cujo marido tinha Alzheimer precoce, foi que todos os meus sentimentos e todas as minhas emoções eram válidos e parecidos com os dessa outra paciente. Isso foi reconfortante, porque, às vezes, eu me sentia culpada por estar com raiva da vida que me fugia ao controle, me ressentia porque o futuro que Bruce e eu tínhamos imaginado tinha sido destruído, tinha medo de estar pilotando sozinha o navio da nossa vida, ficava triste por tudo que tínhamos perdido e com raiva de ter me tornado cuidadora do meu marido. Eu só queria ter o meu marido e a nossa vida de volta.

Hoje, eu já entendo que, embora a demência possa ser diferente de uma família para a outra, os sentimentos e as emoções que compartilhamos como cuidadores são bem parecidos. Sendo assim, vamos ver como eles se apresentam e como podemos começar a reconhecê-los.

TERAPIA

Antes de avançarmos mais neste capítulo, quero falar um pouco sobre o que acredito ser uma das melhores maneiras de lidar com as suas emoções e uma ferramenta da qual você vai me ver falar com frequência: terapia.

"A confidencialidade da relação com o terapeuta o deixa mais à vontade para falar de coisas que você não se sente segura para compartilhar com mais ninguém", explica Kathleen. "A família e os amigos costumam ter uma proximidade maior com suas emoções e isso pode ser uma barreira; um terapeuta não tem nenhum histórico nem bagagem emocional que possam inibir a sua necessidade de ser ouvido e visto."

Além disso, quando se trata de cuidados, você está disponível para todos ao redor. Um terapeuta é alguém que está ali *só para você*, e não é preciso se preocupar em fazer nada em troca nem se sentir um fardo. Saber que posso falar o que quiser com a minha terapeuta sem medo de julgamento me ajuda a expressar todos os meus pensamentos, coloco tudo para fora da minha cabeça e do meu corpo; isso me deixa mais leve e me sinto menos sozinha.

Se precisar de ajuda para encontrar um terapeuta, peça recomendações ao seu médico, ao assistente social, a familiares ou a amigos próximos. A terapia em grupo também pode ajudar e talvez seja menos custosa. Felizmente, a tecnologia facilitou o acesso à terapia. Muitos terapeutas fazem sessões virtuais, por exemplo, por Zoom, tornando-se desnecessário sair de casa. Se o preço for um problema, veja com seu terapeuta a possibilidade de descontos progressivos de acordo com a sua renda — muitos profissionais oferecem isso. Os aplicativos de terapia e a terapia on-line podem ser mais acessíveis e, mais uma vez, facilitam o processo sem que você precise se afastar por muito tempo da pessoa amada. Outra opção é procurar terapia e grupos de apoio gratuitos ou de baixo custo em hospitais locais, centros comunitários, clínicas universitárias, centros médicos ou organizações sem fins lucrativos. O consultório do seu neurologista também pode ter algumas ideias sobre esse assunto.

Raiva e ressentimento

Como mencionei, Bruce sempre foi a pessoa a quem eu recorria quando precisava, e eu me sentia segura e cuidada com ele na minha vida. Essa sensação era a realização de um sonho para mim. Então, um dos momentos mais difíceis foi perceber que ele não seria mais meu protetor.

Uma noite, logo quando Bruce começou a ficar meio aéreo, o alarme da nossa casa soou às duas da manhã. Parei por um segundo, esperando Bruce lidar com isso como de costume. Mas, quando ele nem se mexeu, saí do nosso quarto, corri escada abaixo e digitei o código do alarme. Naquele momento, um pensamento me ocorreu: *Agora eu vou cuidar de tudo?* Eu estava, aos poucos, perdendo partes de Bruce, e era insuportável. Não via sentido naquilo. Então eu me recusei a aceitar a realidade e me afundei na raiva e no ressentimento. Estava muito irritada com ele.

Kathleen me ajudou a transformar a minha raiva em algo mais produtivo, passar a vê-la como uma reação natural e necessária.

"Aprendemos que a raiva é ruim, mas é uma emoção de proteção", diz Kathleen. Isso com certeza se aplicava a mim: a minha raiva me fez bem. Não estou dizendo que era certa nem boa para a minha saúde ou o meu estado de espírito, mas foi uma impulsionadora. Aquela energia me permitiu dar os primeiros passos. Ela me deixou determinada a descobrir: *Que diabos está acontecendo com o meu marido?*

Trabalhar com profissionais como Kathleen e o Dr. Sadeghi me permitiu ter espaço para colocar tudo para fora processar tudo o que eu tinha perdido. Eles não me dizem *como* devo lidar com as minhas emoções, mas me dão espaço para dizer em voz alta o que estou pensando e me incentivam a falar de maneira aberta e sincera sobre a minha raiva e o meu ressentimento sem idealizações. Eles querem que eu seja capaz de colocar tudo para fora. É o que digo às minhas filhas o tempo todo: melhor fora do que dentro.

No começo, isso era muito estranho para mim. Como já mencionei, costumo reprimir minhas emoções e vestir uma armadura, e eu achava que Kathleen e o Dr. Sadeghi iam pensar que eu era uma pessoa horrível se verbalizasse o que vinha guardando lá no fundo. *Tenho certeza de que mais ninguém tem esses pensamentos. Sou a pior esposa do mundo. Eu vou revelar esse meu lado feio?* Confiei na minha intuição e fico feliz, me sinto bem por ter feito isso, ainda mais como parceira cuidadora.

Você também precisa de um espaço em que possa ser você mesmo. A raiva não torna você fraco, egoísta nem cruel, o torna humano. Cuidar de alguém enquanto guarda tanta coisa dentro de si é exaustivo, e reconhecer todas as suas emoções não é só necessário: é saudável. Você está fazendo o melhor que pode em uma situação incrivelmente difícil, e dar a si mesmo permissão para sentir tudo é parte do que faz de você um cuidador empático e capaz.

Para processar a raiva, o ressentimento e qualquer uma das outras emoções discutidas neste capítulo, os especialistas sugerem que você participe de grupos de apoio para cuidadores de pessoas com demência. Nesses espaços, você vai encontrar conforto ao ouvir outras pessoas dizerem "eu também" quando compartilhar sua experiência e suas emoções. Procure um grupo de apoio em uma igreja, um centro comunitário ou em uma clínica especializada em pessoas com problemas de memória na sua região. Também existem grupos de apoio on-line. Ou comece o seu, seja postando em mídias sociais ou, como se fazia antigamente, pendurando um cartaz com dados para inscrição em um quadro de avisos local.

Outras opções a considerar são conversar com um amigo próximo, compreensivo e que não julgue, escrever um diário ou fazer terapia.

QUANDO VOCÊ ESTÁ SOZINHO

Talvez você não tenha ninguém com quem processar as suas emoções, e tudo bem. Kathleen compartilhou algumas dicas para fazer isso por conta própria:

- Quando estiver se sentindo triste e chateado, pare e coloque a mão no coração. Preste atenção nos batimentos dele.
- Diga a si mesmo: "É claro que estou sofrendo. Qualquer pessoa estaria."
- Lembre-se de que você está sofrendo porque isso faz parte da vida, não porque tem alguma coisa errada com você. Você é um ser humano.

Medo

Sempre fui uma pessoa medrosa. Não importa o que seja, eu tenho medo. Tenho medo de voar de avião. Tenho medo de falar em público e dizer a coisa errada. E tem as coisas mais sérias que nem tenho coragem de pronunciar. Acho que é porque o divórcio dos meus pais me mostrou que a vida pode ser transformada em uma fração de segundo. (Não foi a notícia do divórcio que me abalou; foram os efeitos colaterais e a forma como a minha vida mudou tão drasticamente.) Durante a maior parte da vida adulta, a minha resolução de Ano Novo era sempre a mesma: não deixar o medo me paralisar.

Se somarmos essa personalidade medrosa ao intenso nível de incerteza que senti quando Bruce começou a decair e à falta de controle que a DFT gera, podemos dizer que parecia que o meu conto de fadas tinha se transformado em um pesadelo. Foram muitas noites em claro e uma sequência aparentemente interminável de pensamentos assustadores e preocupações. Eu estava distraída, com uma sensação constante de aceleração em meu corpo.

Kathleen me ajudou a normalizar essa reação.

"O medo é a ativação de que há perigo, e se o seu ente querido não está bem, isso é um perigo", diz ela. "O problema é quando o medo passa a ser constante."

Tive que trabalhar muito para mudar de um estado de medo constante para um estado de relativa calma. Uma coisa que me ajudou foi a confiança que construí como cuidadora e administradora de todas as partes envolvidas nesse processo. Quando estou com medo, lembro a mim mesma de que tenho cuidado do meu marido e das minhas duas filhas em uma situação difícil, e que estou fazendo o melhor que posso. Eu sou capaz, e devo me orgulhar disso. Cheguei até aqui e sei que, quando algo acontecer, serei capaz de entender. Você precisa torcer por si, reconhecer cada pequena vitória. Recomendo a criação de afirmações semelhantes para usar nos momentos de medo.

Outra coisa que me ajudou a combater o medo foi ter conhecimento sobre a doença de Bruce. Não tenho medo de fazer perguntas nem de ouvir as respostas. Posso não ser capaz de mudar a situação, mas posso mudar a forma como olho para ela e os meus sentimentos em relação a tudo isso. Como discutimos no Capítulo 2, o conhecimento pode ajudar quando as coisas parecem incertas e, como diz Teepa, essa é a chave para reduzir o estresse. Se você é esse tipo de pessoa, na próxima vez que se sentir sobrecarregado de medo, existe um especialista com quem você possa entrar em contato para obter mais informações?

O que também descobri é que a maioria das pessoas nesta comunidade quer ajudar, porque elas se conectam com você de um jeito muito profundo; querem oferecer recursos e ideias para deixar as coisas um pouco mais leves. Desde o diagnóstico de Bruce, pessoas na vida de vários amigos receberam diagnósticos de demência precoce. Quando eles me procuram em busca de informações, fico feliz em ajudar. E talvez isso seja óbvio, afinal, estou escrevendo um livro para compartilhar tudo o que sei.

Kathleen também me ensinou os seguintes passos para ajudar a acalmar meu sistema nervoso quando estou com medo, para que eu comece a ver as coisas sob outra perspectiva. Espero que ajudem você, para que o medo não controle mais o seu mundo com tanta intensidade:

1. Reconheça que está com medo. Diga a si mesmo: “Estou com medo.”
2. Tenha compaixão por si mesmo e respire.
3. Pergunte-se: “Estou em perigo? Meu ente querido está em perigo?” Na maioria das vezes, você vai perceber que o medo é só uma reação rotineira e que, na verdade, você está seguro.
4. Use uma voz interna calma e fale consigo mesmo como se fosse uma criança. Em vez de se culpar, diga coisas como: “Sei que você está com medo. Está tudo bem. Você está seguro agora. Não há nada a temer neste momento.”
5. Suavize seu olhar. Quando estamos com medo, os olhos ficam arregalados, intensificando o olhar. Suavizá-lo parece ativar o seu sistema nervoso de maneiras que o ajudam a se sentir seguro e calmo.
6. Cruze os braços e use as mãos para acariciar ou dar tapinhas na parte superior dos braços da maneira como tocaria uma criança para acalmá-la. Ao mesmo tempo, use aquela voz interna suave para dizer: “Está tudo bem. Nós vamos dar conta. Sim, você gostaria que as coisas fossem diferentes, mas é assim que as coisas são.”

Tudo isso pode parecer exagerado ou talvez até um pouco bobo, mas é muito importante reconhecer o seu sofrimento e ser gentil consigo mesmo.

Luto

Em 2024, fui convidada a participar da International Conference on Frontotemporal Dementias (ISFTD) [Conferência Internacional sobre Demências Frontotemporais], em Amsterdã, que reuniu pessoas que estão impactando o mundo da DFT. Lá, pude fazer algumas observações para 750 pesquisadores e cientistas, participar de um painel de discussão, de um dia destinado a cuidadores e pessoas que vivem com DFT e simplesmente ouvir sobre novos possíveis desenvolvimentos no tratamento da doença. A AFTD tinha uma sala no mesmo prédio da conferência e me disse que eu poderia usá-la se precisasse respirar a qualquer momento se precisasse fazer uma pausa.

Uma tarde, quando eu estava nessa sala me recuperando, quando a Dra. Tracey Wardill, ph.D., neuropsicóloga clínica e diretora da Neuropsychology Melbourne entrou no cômodo. Eu tinha conhecido Tracey no primeiro dia da conferência.

— Como você está? — perguntou ela, sabendo que quatro dias com foco na DFT deviam ser muito intensos para mim como parceira cuidadora. Foi aí que eu desabei. Durante a conferência, tentei me controlar e manter o profissionalismo e, apesar de ter gaguejado em um painel ao fazer uma apresentação, mantive o controle por dias. Mas, naquele momento, eu tinha chegado ao meu limite e caí no choro.

— É muito difícil — falei. Essas foram as únicas palavras que consegui dizer aos soluços.

— Emma, eu entendo — disse Tracey, com lágrimas nos olhos. — Vamos sentar aqui e chorar juntas.

Naquele momento, era exatamente disso que eu precisava. A verdade é que não há nada que as pessoas possam fazer, dizer ou sugerir como solução. E sou grata por ter sido Tracey quem me ouviu naquele dia. Ela me permitiu ter um espaço para simplesmente ser eu mesma e sofrer. Foi um ato de muito amor e compaixão.

Eu nem percebi o quanto o luto podia ser assustador e até que ponto podia me deixar desconfortável até conversar com Patti Davis, a amiga e mentora que conhecemos em capítulos anteriores, filha do ex-presidente dos Estados Unidos Ronald Reagan. Ela me lembrou de que "o luto com frequência nos pede para aceitá-lo, mas a maioria de nós quer evitá-lo porque dói e é assustador. A doença de Alzheimer oferece muitas oportunidades para evitar, porque você tem tantas tarefas práticas de cuidado que não tem tempo nem para pensar no luto".

Quando Patti disse isso, a ficha caiu. Pensei em todas as coisas que faço para me ocupar a todo o momento para não ter que sentir o luto. Por exemplo, por muito tempo, a minha missão para entender o diagnóstico de Bruce me manteve ávida por respostas e focada na melhor forma de apoiar a minha família. E toda a irritação e todo o ressentimento me permitiam deixar de lado toda a carga emocional do luto, porque, se eu parasse para senti-la, não sei se seria capaz de reagir.

Patti me ensinou que é importante reconhecer o luto desde o início. Quando alguém novo chegava aos grupos de apoio que ela administrava, primeiro no Centro Médico da UCLA e depois no Saint John's em Santa Monica, na Califórnia, ela sempre perguntava: "Como você está lidando com o luto?" Ela me disse que algumas pessoas respondiam, mas outras a olhavam como se ela fosse louca, porque seu ente querido ainda estava vivo.

"Por que eu estaria de luto?", perguntavam.

Ela me explicou como respondia.

"Eu dizia a eles que essa doença é uma espécie de morte em vida. Você perde muitas coisas, então o processo de luto precisa começar desde já. Sim, é assustador. É como atravessar um rio com correntes presas aos pés. Às vezes você sente que está sendo puxada para baixo e acha que vai se afogar. Mas você *vai* conseguir atravessar e chegar à outra margem. E será uma pessoa diferente quando chegar lá. É preciso muita fé e uma decisão de encarar essa dor."

E como fazer isso? Como enfrentamos o luto?

A primeira coisa a fazer é reconhecê-lo. Diga a si mesmo: "Estou de luto." Às vezes, não sabemos o que estamos sentindo até darmos um nome ao sentimento.

A segunda é dar espaço e tempo para o luto. Tudo bem chorar e lamentar o que passou e o que poderia ter sido. Tudo bem ficar triste com o que a doença tirou do seu ente querido e de você. A sensação é implacável, e você precisa poder desmoronar. Este é um dos motivos pelos quais os cuidadores muitas vezes não choram quando o ente querido morre. As pessoas não percebem o quanto eles já choraram e sofreram ao longo do caminho.

A terceira é perceber que o processo de luto não é linear. Antes de me tornar uma parceira cuidadora, ouvia falar dos cinco estágios do luto; no entanto, não tenho certeza se esses estágios fazem sentido quando se trata de uma doença como a DFT. E, sim, eu sei que os cinco estágios devem se aplicar a alguém que faleceu, mas estamos falando de demência. Passamos pelo luto enquanto a nossa pessoa está viva. Para mim, os cinco estágios significam que você vive cada um deles e depois termina. Na minha experiência com o luto até agora, a intensidade do que sentimos pode diminuir com o tempo, mas não é como se um dia você estivesse sofrendo e no outro essa dor acabasse. É mais parecido com as ondas do mar, que vão e vêm. Às vezes, essas ondas são enormes, em outros dias, são baixas e tranquilas. Eu oscilo entre o luto e o trauma. Depende da ocasião.

A quarta é reconhecer que você é adaptável e, embora o luto possa mudar com o tempo, ele vai lhe fortalecer. Pouco tempo atrás, eu estava conversando com uma amiga minha e de Bruce sobre a doença dele. Eu não a via há algum um tempo, então estava contando as novidades. Enquanto me ouvia, ela começou a chorar. Eu entendi perfeitamente os sentimentos dela. Afinal, sou uma pessoa empática, por isso não é preciso muito para me fazer chorar. Mas não chorei com ela. Com o tempo, fui ficando mais forte e me adaptei a esse "novo normal". Depois de um tempo, eu soube que é isso que Tali Sharot, diretora do Affective Brain Lab, em Londres, chama de adaptação emocional.

"Estudos mostram que os sentimentos associados à perda diminuem com o tempo. Às vezes isso acontece aos poucos, mas nos habituamos e nos adaptamos", diz Sharot. "Não é porque não nos importamos e não sofremos, mas a nossa reação fisiológica e afetiva vai sendo reduzida."

Nunca pensei que isso aconteceria comigo, mas me acostumei à realidade de Bruce e à doença dele e à dor e a tristeza que a cercam. É uma parte tão grande do meu dia a dia e ocupa tanto espaço na minha cabeça que esse é o meu novo normal. Nos primeiros dias, fui inundada por emoções quando falava sobre essa reviravolta na nossa vida, mas hoje não me deixo abater com tanta frequência e entendo o motivo depois que me dei conta disso. O lado positivo desse efeito é que agora posso estar disponível para amigos e familiares quando eles precisam sofrer com o que está sendo tirado *deles*. Posso deixá-los expressar os sentimentos e ser um ombro amigo. Mas também há dias em que posso agir como Tracey e apenas chorar com eles.

A última coisa que de que gosto de lembrar é uma citação que a minha enteada Scout compartilhou comigo: "O luto é o preço que pagamos por amar tanto alguém." O luto é doloroso, mas essa dor reflete o amor e a conexão especial que você teve e ainda tem com alguém tão importante. Assim, o luto pode ser visto como uma continuação do amor, um jeito de permanecer conectado a ele e honrar o relacionamento. Para mim, o luto que sinto pelo que estamos passando está enraizado no profundo amor que tenho por Bruce e pela minha família. Há muita beleza nisso. E a verdade é que: ninguém neste mundo está imune ao luto... ele é uma parte universal do amor e da vida.

Alguns recursos para ajudar você a processar o luto, assim como outras emoções, são grupos de apoio, terapia e amigos. Você também pode dar uma olhada no manual lançado pela AFTD, chamado *Walking with Grief: Loss and the FTD Journey* [Vivendo com o luto: as perdas e a jornada com a DFT, em tradução livre], em inglês, que está disponível no site da associação.

Angústia empática

A empatia é uma parte importante de ser parceira cuidadora de alguém com demência. Como em muitos casos você não pode confiar na pessoa amada para expressar com clareza como ela está se sentindo, deve ser seus olhos e ouvidos. Não posso ir até Bruce e perguntar o que está acontecendo. Tenho que olhar e interpretar sua linguagem corporal. No entanto, se houver excesso de empatia, como acontece comigo, pode acabar absorvendo coisas demais internamente, um fenômeno chamado angústia empática.

"A angústia empática significa se sentir angustiado por estar se identificando demais e projetando como o seu ente querido deve estar se sentindo", explica Kathleen. "É imaginar que, *se eu fosse Bruce, estaria me sentindo assim,* porque acha que ele tem o mesmo cérebro que você e, portanto, a mesma experiência. Então você pode pensar, *Ele deve estar sozinho*, e isso parte o seu coração. Só que ele não está tendo a mesma experiência."

Como cuidadores, precisamos nos proteger de cuidar demais, porque esse nível de estresse adicional é uma receita para mais tristeza e luto e pode deixá-lo fisicamente doente, impedindo-o de ser o melhor parceiro cuidador que pode ser. Eu costumo morar na cabeça do Bruce, projetando meus sentimentos na situação. Pela minha saúde, tive que aprender a separar a minha experiência da dele. Ainda não tiro isso de letra, mas, quando percebo que estou sendo tomada pela angústia empática, paro um pouco para me consolar e reconhecer que, sim, isso é difícil, e eu odeio isso por ele, mas depois tiro um minuto para sair do corpo de Bruce e voltar para o meu. Eu sei que pode parecer loucura, mas eu me visualizo em uma bolha (ela age como um escudo), o que me permite olhar de verdade para Bruce e cuidar dele de um jeito que não é obscurecido pela minha própria percepção, que às vezes não é precisa. Como o Dr. Sadeghi sempre me diz: "Isso que você está fazendo é difícil, é coisa de faixa preta."

Quando passar por esses momentos, lembre-se: *As coisas que estou testemunhando e pelas quais estou passando são incrivelmente difíceis. Tudo bem eu me sentir assim.* Reconhecer isso não significa que você está se afastando da pessoa amada, somente que está começando a ter a clareza necessária para apoiá-la da melhor maneira possível.

Eu também digo a mim mesma: "Fique aqui, não entre lá."

"'Fique aqui, não entre lá' significa não entrar na cabeça de outras pessoas", explica Kathleen. "É um limite interno no qual você não se permite imaginar um cenário que cria um sofrimento desnecessário." Sim, queremos ter empatia pelos outros, é uma característica considerada parte importante de ser humano. Mas, quando se trata de cuidados, precisamos descobrir como usar habilmente a nossa empatia para cuidar, ao mesmo tempo em que recuamos e percebemos que nossos entes queridos *não* estão sentindo o que estamos sentindo e não estão pensando o que estamos pensando. Pratique criar limites emocionais ficando aqui, não entrando lá.

Com o tempo, se sentir em constante angústia empática não serve a ninguém. Na verdade, pode até levar a traumas, que vamos abordar mais adiante neste capítulo.

"Se você está em um estado constante de trauma, não consegue mais interpretar o ambiente com precisão, por isso não pode confiar na sua intuição e pode até ver perigo onde não há", explica Kathleen. Isso dificulta o acesso ou até mesmo o reconhecimento dos recursos disponíveis e, por fim, você começa a perder confiança nas suas decisões e deixa de se sentir seguro no mundo.

"A conexão com os outros pode ajudar na cura do trauma, porque ajuda a restaurar o sistema nervoso para que você possa estar calmo o suficiente para ter confiança nas suas decisões e se sentir seguro", diz Kathleen. Mais uma vez, encontrar um grupo de apoio ou outra pessoa na mesma situação de cuidador de alguém com demência pode ajudar a desestressar um pouco.

"Embora abraçar e expressar as suas emoções seja importante, é igualmente importante que você não o faça na presença da pessoa de quem está cuidando. Esse processo é particular, e você não quer que o seu ente querido se sinta pessoalmente responsável por deixar você angustiado. Ele não planejou ficar doente e, dependendo do ponto da doença em que está, já pode se sentir mal por ter que pedir a sua ajuda."

DR. HABIB SADEGHI,
cofundador do Entelechy Medical Center

Culpa

Há muita culpa associada a ser cuidador de alguém. Para mim, era e ainda pode ser uma sensação profunda que chega desavisada e me visita todo dia. Culpa por me sentir frustrada. Culpa por me ressentir com esse acontecimento na nossa vida. Culpa por não ter entendido os primeiros sinais da doença de Bruce. Por não ser a melhor cuidadora que posso ser, nem a melhor mãe que posso ser. Culpa por ter momentos em que odeio ter que ser cuidadora. Depois, tem a culpa de ter contratado cuidadores profissionais e a culpa de ter recursos para fazer isso quando tantos outros não têm. Ah, e tem a culpa quando eu faço algo que Bruce e eu sonhamos fazer com as nossas filhas, mas ele não pode estar presente, e até mesmo culpa por simplesmente me divertir. E isso acontece mesmo com todo o trabalho que fiz em mim mesma. Não acaba nunca. Mas, como diz a especialista em demência Teepa Snow: "Não carregar culpa é algo vital para os parceiros cuidadores, porque sentir culpa só o distrai dos cuidados e da vida."

"A culpa é, na verdade, uma parte comum de ser um parceiro cuidador. Na verdade, se você não sentisse culpa, não seria normal. O que importa é a maneira como você processa a culpa", explica Arlene Schollaert, diretora de serviços familiares da Amazing Place, em Houston, Texas.

Sendo assim, o que você faz com toda essa culpa?

Primeiro, dê a si mesmo a oportunidade de assumi-la em voz alta e processá-la, seja em um grupo de apoio ou com um psicólogo ou terapeuta. Isso é importante, porque a culpa pode ser um obstáculo para cuidar de si mesmo. (Isso aconteceu comigo, como falamos no Capítulo 4.)

Quando estou lidando com a culpa, às vezes a melhor coisa que posso fazer é pensar naquela cena de *Feitiço da lua*, em que Cher dá um tapa em Nicolas Cage e diz: "Sai dessa!" Minha versão é dizer a mim mesma *Controle-se, Emma*, para me trazer de volta ao que é verdade: estou cuidando do meu marido e da minha família da melhor maneira possível. Eu não fui treinada para isso! Estou aprendendo novas habilidades em tempo real, então precisa haver espaço para errar. Irei para o túmulo sabendo que fiz tudo que pude com as ferramentas e recursos que me foram dados. Claro que não fiz tudo com perfeição, mas eu cresci com essa experiência. Vou continuar a fazer o melhor possível.

Encontre sua própria fala no estilo de Cher (ou use a minha) para se equilibrar quando se sentir culpado e, em seguida, diga o que seu coração sabe ser verdade: você está fazendo o melhor que pode em circunstâncias incompreensíveis.

Confusão/ambiguidade

A DFT não grita. Ela sussurra. E faz isso por tanto tempo que não fica claro que o seu ente querido está definhando. Estávamos perdendo Bruce aos poucos e não sabíamos. E, mesmo quando suspeitei que algo estava errado, nunca imaginei que seria uma forma de demência. Bruce era jovem demais para isso, eu pensava, e nunca tinha ouvido falar de demência precoce. Simplesmente não fazia parte dos meus conhecimentos.

Pensando na linha do tempo da doença de Bruce, é difícil saber quando e onde ela começou a dar as caras. A demência precoce é insidiosa, alterando de maneira lenta e sutil a pessoa que você conhece desde sempre, fazendo pequenas mudanças até que a pessoa que você ama pareça uma versão distante de quem era. Essa incerteza é difícil para mim, porque às vezes penso: *Quando foi a última vez que tive Bruce por completo? O que estávamos fazendo? Qual foi a última conversa que tive com ele?* Infelizmente, nunca terei as respostas para essas perguntas, e mesmo assim isso me consome. Isso faz parte de algo chamado perda ambígua.

A Dra. Pauline Boss, professora emérita da Universidade de Minnesota, fez uma pesquisa inovadora sobre a teoria da perda ambígua. Ela também foi cuidadora do marido, então sabe por experiência própria como é.

"A perda ambígua é uma perda pouco clara", explica ela. "Pode ser relacionada a uma pessoa que está fisicamente ausente, mas psicologicamente presente. Por exemplo, crianças sequestradas ou soldados desaparecidos em ação. Ou pode ser quando a pessoa está fisicamente presente, mas psicologicamente ausente por causa de uma doença ou condição, como a demência."

A ideia de perda ambígua era algo de que eu nunca tinha ouvido falar. Mas, conforme fui aprendendo sobre a demência, esse era um termo que surgia de tempos em tempos. Posso garantir que, agora que você está nessa jornada, também vai ouvi-lo muito, porque a perda ambígua e a demência andam de mãos dadas. Quando eu soube disso, fiquei impressionada com o quanto o termo definia bem o que eu estava vivendo. No Capítulo 1, compartilhei todas as coisas que eu amava em

Bruce no passado, apesar de ele ainda estar bem na minha frente. Claro que eu ainda amo muitas coisas nele como está hoje, mas as coisas que desapareceram sem que eu percebesse são a essência da perda ambígua: a pessoa está bem na sua frente, mas não representa quem ela era.

A perda ambígua é imensamente dolorosa e imcompreendida por outras pessoas, a menos que elas também tenham passado por isso. Na verdade, na minha experiência, as pessoas podem ser muito críticas porque não entendem o que é nem como é conhecer ou amar alguém com demência. Por exemplo, se eu digo que estou de luto, as pessoas sempre reagem com algo como: "Por quê? Bruce ainda está aqui", ou "Como você pode estar de luto por alguém que ainda está vivo?", ou ainda "Você devia se sentir sortuda por ainda tê-lo". Mas conhecer esse fenômeno me assegurou que é um sentimento real. Espero que você encontre consolo no fato de que há um nome para esse tipo de perda, que é real e que você não está sozinho.

Trauma

Embora o trauma não seja considerado uma emoção, ele *é* uma resposta emocional a eventos difíceis que podem gerar medo, raiva, perda e tristeza, entre muitos outros sentimentos, então eu gostaria de falar sobre ele. Mesmo com todo o trabalho que fiz, o trauma ainda está à flor da pele para mim, e é uma parte dessa experiência que sei que preciso encarar.

Testemunhas a mudança de Bruce tem me deixado arrasada. Ver as nossas filhas presenciarem isso e serem as primeiras afetadas tem sido algo difícil de engolir. Percebi que estou longe de processar toda a extensão desse trauma. E, quando penso no progresso da doença de Bruce, muitas vezes me pergunto: como vou lidar com isso? Esses são os momentos em que tenho que me lembrar: "Fique aqui. Não entre lá", o que não apenas ajuda com a angústia empática, mas também é um lembrete para que eu permaneça no presente e não antecipe as preocupações de amanhã.

Quando participei da conferência ISFTD em Amsterdã, fui a uma apresentação feita por Katie Brandt, da Unidade de Distúrbios

Frontotemporais do Massachusetts General Hospital, que tinha sido cuidadora do próprio marido antes de ele falecer de DFT. Seu objetivo era oferecer novos insights para ajudar os cuidadores a se prepararem para o que vinha pela frente, oferecendo ferramentas sem sobrecarregá-los. Enquanto eu estava sentada no fundo do salão, lágrimas rolaram pelo meu rosto. Fui inundada por lembranças de ser uma cuidadora iniciante, começando da estaca zero, assim como os parceiros cuidadores que estavam naquele salão. Eu os observei se agarrando a cada palavra dela, rabiscando anotações e absorvendo cada pedacinho da sabedoria de Katie. Fui transportada de volta para o quanto eu me sentia desesperada e perdida naqueles primeiros dias.

As emoções naquele salão eram avassaladoras. Os novos cuidadores já estavam lidando com a confusão e a frustração que a DFT gera, percebendo que tinham que mergulhar de cabeça. Não tem meio-termo com essa doença; ela exige tudo. Saí do salão me sentindo a um passo de um ataque de pânico. Aquele foi o fim da conferência para mim; não consegui ficar nem mais um minuto. Pelo bem da minha saúde, eu tinha que ir embora.

Ultimamente, tenho feito mais palestras como ativista e há uma parte de minha fala em que eu sempre choro. É quando compartilho o momento em que recebemos nosso diagnóstico. (Eu digo "nosso" porque a DFT ou qualquer outra forma de demência é uma doença que envolve a família.) Falo sobre o modo como nos disseram: "Não há nada que possamos fazer", e fomos mandados embora com um panfleto e nada mais. Termino as minhas observações com a seguinte fala: "Eu acredito que um dia, em breve, famílias como a minha não terão que ouvir: 'Não há nada que possamos fazer.' Em vez disso, eles vão ouvir: 'Temos tratamentos que vão ajudar e um roteiro para guiar você na sua nova função.'"

Nunca consegui dizer essa frase sem chorar. A notícia que recebemos no consultório médico naquele dia, *Não há nada que possa ser feito*, foi a pior da minha vida. E sair sem nenhuma orientação também foi muito ruim. Foi traumatizante.

Embora eu não tenha nenhum problema em demonstrar emoções, reconheço que esse momento me toca profundamente, pois ainda não o processei por completo.

Pode ser raiva, frustração ou trauma. Provavelmente todas essas opções. Sei que o ativismo, o empoderamento dos cuidadores que virão e gerar conscientização são essenciais para mim, mas também preciso me lembrar de que sou humana. Se eu quiser sustentar esse trabalho com a intensidade necessária e continuar sendo vista, preciso lidar com o meu trauma.

Recentemente, uma colega sugeriu que eu buscasse acompanhamento de um coach de trauma. Guardei o conselho dela: se eu não processei o trauma desde o início desta jornada, como vou conseguir lidar à medida que mais coisas acontecerem? Às vezes, precisamos de um empurrão gentil para abrir os olhos.

Para qualquer parceiro cuidador que esteja lendo isto, faça um favor a si mesmo: comece a reconhecer as suas emoções. Permita-se senti-las e encontrar maneiras de processá-las. Esses sentimentos não vão sumir, e não podemos evitá-los, mas também não podemos nos dar ao luxo de aceitar suas versões não processadas. Não é saudável. Procure apoio, seja por meio de um terapeuta, um coach de trauma ou outro recurso confiável que apresentei neste capítulo.

Não podemos controlar o trauma que a doença gera, mas podemos controlar como cuidamos de nós mesmos ao longo desse processo.

Como administrar todas as suas emoções

Devemos lembrar que a jornada é longa, pois a demência costuma ter um progresso lento, por isso precisamos ser capazes de desenvolver estratégias de enfrentamento que nos ajudem a processar todas as emoções que vamos sentir ao longo do tempo. Quando me permito fazer isso, fico mais forte e minha energia fica melhor. Em vez de levar culpa e tristeza não processadas para o quarto com Bruce, e, confie em mim, seu ente querido sente a sua energia, uso as ferramentas que discutimos até agora: terapia, conversar com um amigo, mantras, meditação. A seguir, estão duas outras ferramentas que considero inestimáveis. Espero que elas também ajudem você.

Escrita Emocional de Expurgo

Ainda estou na jornada de luto e sinto uma tristeza imensa no coração, mas já progredi muito. Claro que tem momentos em que choro e até grito. Mas fico feliz de informar que ter espaço para sair e processar esses sentimentos me ajudou muito.

Uma das maneiras como faço isso é escrever à mão quando surge um sentimento de luto, raiva ou ressentimento. Aprendi essa forma de autoterapia com o Dr. Sadeghi. Ele a chama de Escrita Emocional de Expurgo (em inglês, Purge Emotional Writing) ou PEW-12.

"É um exercício que ensino a todos os meus pacientes que precisam desestressar por questões emocionais não resolvidas", diz o Dr. Sadeghi. Ao fazer isso de forma consistente, ao longo do tempo, você vai extraindo essa energia tóxica e abrindo espaço para que uma energia curadora a substitua. O exercício e o insight dele funcionam assim:

- Pegue um papel e uma caneta e encontre um lugar tranquilo onde se sentar. Este exercício não funciona em um computador nem em outros dispositivos eletrônicos. A conexão física e energética é importante e ela só acontece se você a fizer com a sua caligrafia.
- Ajuste o cronômetro para dez a 12 minutos.
- Comece a escrever em um fluxo de consciência sobre tudo que estiver na sua mente — cuidados, finanças, trabalho, relacionamentos etc. — e não pare para corrigir nem se preocupe com ortografia, gramática, caligrafia e outras coisas. Este exercício funciona melhor se você escrever sem parar e deixar os sentimentos fluírem.
- Este não é um momento para ser educado. Escreva o que quiser — ninguém mais vai ver.
- Você pode chegar ao ponto em que as emoções fluem com tanta rapidez que nem consegue mais escrever palavras de verdade. Tudo bem. Não precisa ser legível, e isso significa que o fogo está fluindo. Simplesmente mantenha o contato entre a caneta e o papel.
- Quando o cronômetro desligar, pare de escrever.
- Não releia o que escreveu. (Isso pode reinfectar você com a energia negativa.)

- Leve imediatamente as páginas para um local seguro com fogo, como uma lareira ou churrasqueira, e jogue o papel ali. O fogo é purificador e transformador de uma forma única. O objetivo é neutralizar a energia negativa, e o fogo faz isso alterando a composição química do papel e o transformando em cinzas. No entanto, destruir as páginas de outra maneira segura — como em um triturador de papel ou simplesmente rasgá-las — também funciona. (Na verdade, nunca os queimei, porque isso me deixa nervosa.)
- Faça isso várias vezes por semana até sentir a mudança emocional, à medida que o peso da energia negativa vai ficando cada vez mais leve.

Dê trinta minutos a si mesmo

Esse é um recurso que Patti Davis me ensinou e que eu amo de verdade. Sempre que você sentir uma emoção difícil, lembre-se de que é permitido senti-la, mas defina um limite de tempo para ela. Por exemplo, se estiver com raiva, ajuste o cronômetro no seu telefone para trinta minutos e se permita ficar muito irritado durante trinta minutos. Diga a si mesmo: "É assim que estou me sentindo agora, mas, depois de trinta minutos, vou me lembrar de como é estar em paz." Decida que, assim que o alarme desligar, você não vai mais se sentir assim. Não há espaço para negociação; você não pode "ficar apertando a opção de adiar".

"Eu nunca diria para você não sentir algo. Mas eu gostaria que você se perguntasse se é aí que quer viver", diz Patti. Lembre-se disso: você tem a opção de não viver com essas emoções e de seguir em frente.

Ao terminar este capítulo, lembre-se de que todas as suas emoções são válidas. A maioria dos parceiros cuidadores as tem, mesmo que você nunca tenha ouvido mais ninguém expressá-las. (E, se não ouviu, é por isso que é tão importante encontrar uma comunidade e se conectar com ela, porque é aí que você *vai ouvir* os outros dizerem em voz alta o que você está pensando em silêncio.) É importante tentar processar essa montanha-russa de emoções de todas as maneiras possíveis e lembrar que não está sozinho.

PERGUNTAS E RESPOSTAS COM A DRA. PAULINE BOSS

Dra. Pauline Boss é autora de seis livros que foram muito úteis para mim, especialmente *Loving Someone Who Has Dementia: How to Find Hope While Coping with Stress and Grief* [Amando alguém com demência: como encontrar esperança enquanto lida com o estresse e o luto, em tradução livre], e aprendi muito conversando com ela, principalmente sobre perda ambígua. Aqui, a Dra. Boss, que era cuidadora do marido, fala mais sobre esse termo que ela cunhou.

As pessoas podem ser muito críticas em relação a essa ideia de perda ambígua. Geralmente, a reação é: "Mas essa pessoa ainda está na sua frente. Por que ou como você poderia estar de luto por alguém que ainda está vivo?"

Essas pessoas estão pensando apenas no luto após a morte, mas esta é uma situação em que alguém desaparece *aos poucos*. O que você tem é uma perda que não é definitiva. Não há uma finalidade nela. A cada dia, semana ou mês, você percebe que perdeu algo novo. Por exemplo, vocês não podem mais viajar juntos e, depois de um tempo, a pessoa pode nem saber quem você é ou, depois de mais tempo ainda, pode nem conseguir engolir. É muito difícil encontrar esperança e significado nesse período. O que estou tentando fazer é dar um nome a esse tipo de perda, para que as pessoas não pensem que estão enlouquecendo, porque é uma perda muito, muito confusa, pois a pessoa ainda está fisicamente presente, mas psicologicamente ausente.

O luto que surge a partir disso é um luto congelado. Não é como em uma funerária, com uma certidão de óbito e um corpo para enterrar. É um luto confuso, porque a pessoa não morreu. E, no entanto, há muitos motivos para estar de luto: as coisas que vocês fizeram juntos, os momentos felizes que compartilharam, o apoio que você tinha. Tudo isso se foi.

Como lidamos com o luto congelado?

Uma das ferramentas que recomendo é o pensamento "isso *e* aquilo". Isso não é muito comum para os norte-americanos, que tendem a preferir o pensamento linear e a certeza. Essa maneira dialética de pensar é um jeito mais oriental de abordar uma situação em que você considera múltiplas perspectivas. Por exemplo, você diz para si mesmo: "Bruce *tanto* está aqui *quanto* também já se foi." Isso é o mais próximo da verdade que você poderá chegar, pois há algo parcial para lamentar — o que se perdeu da pessoa amada — e algo parcial para se alegrar — o fato de que ela ainda está aqui e de ainda poder tocá-la. O estresse de viver com ambiguidade e perda ambígua é enorme, por isso é preciso administrá-lo de um jeito que permita que você continue a funcionar. O pensamento "isso *e* aquilo" é um jeito útil de fazer isso nessa vida tão desafiadora de cuidador.

Como os parceiros cuidadores podem se desenvolver enquanto vivem com a perda ambígua?

Para muitas pessoas, essa perda vai durar muito tempo, então você precisa se manter forte para suportá-la. Você precisa abraçar a ambiguidade, porque ela não vai desaparecer. Por isso o pensamento "isso *e* aquilo" ajuda muito. "Ele está aqui" e "ele também não está aqui". Isso é muito difícil para nós, mas pode ser aprendido. Não permita que ninguém lhe diga verdades absolutas, porque nenhuma delas está correta. É isso *e* aquilo. Algo na sua vida é terrível e, ao mesmo tempo, maravilhoso. Por exemplo, um cuidador poderia dizer: "Estou lidando com uma perda terrível. E também tenho filhos maravilhosos graças a ele." Pensar desse jeito pode aliviar um pouco o peso da perda.

Qual é a sua opinião sobre a aceitação?

Não gosto muito da palavra "aceitação" porque ela significa que você precisa se render. Prefiro que você diga: "Eu decidi aceitar", porque isso significa que *você* tem mais domínio da situação, porque a decisão foi sua. Em geral, os cuidadores têm dificuldade com o controle porque estão presos em uma situação fora do seu domínio. E a maioria de nós, pelo menos nas culturas ocidentais, gosta de estar no controle do próprio dia e do próprio destino. Como cuidadores, não estamos no controle, então precisamos encontrar algo que possamos controlar a cada dia, mesmo que pequeno.

Por exemplo, durante a pandemia de covid-19, quando as pessoas se sentiam completamente sem controle diante daquele vírus ambíguo sobre o qual nada sabíamos, elas resolveram fazer pão. Por quê? Porque tinham algo que podiam controlar durante algumas horas, e isso gerava um resultado positivo. Foi uma solução bem inteligente. Outras pessoas encontram essa sensação de domínio de outras maneiras — praticando exercícios ou tocando um instrumento — algo que pudessem controlar. É preciso ter um pouco disso todos os dias para equilibrar a situação de perda ambígua. Isso vale para todos os cuidadores. Também ajuda pensar em uma nova esperança e um novo propósito, porque viver sem nenhum controle e sem esperança é pesado demais. Equilibre tudo isso com uma nova esperança, um novo significado e um novo propósito.

Para refletir...

Quais foram algumas das emoções que você sentiu nesta jornada?

___

___

___

___

SETE

Parentalidade durante os cuidados

Quando você tem filhos nessa jornada,
o diagnóstico é da família toda.

DIANA SHULLA COSE,
diretora-executiva e fundadora da Lorenzo's House

Dizem que a parentalidade é uma das tarefas mais difíceis do mundo. Bom, cuidar de alguém debilitado também é. Se juntamos as duas funções, começa a parecer absolutamente impossível de lidar. O que torna esse trabalho duplo ainda mais singular é que o jogo está sempre virando. Seus filhos estão crescendo, então as necessidades deles mudam o tempo todo e, conforme a doença do seu ente querido progride, as necessidades dele também. Além disso, se o seu parceiro é quem está com demência e, portanto, é cada vez mais incapaz de compartilhar as responsabilidades parentais, a vida pode parecer verdadeiramente avassaladora. Pelo menos, era assim que eu me sentia.

Quando percebi que as coisas estavam mudando e não estavam certas com Bruce, Mabel e Evelyn ainda eram muito jovens, então eu guardava os detalhes só para mim. No entanto, conforme elas foram ficando mais velhas, passei a compartilhar apenas as informações necessárias. Por exemplo, quando a linguagem e o processamento de Bruce foram afetados, avisei a elas: "Isso significa que o pai de vocês pode não entender muito bem o que vocês estão dizendo." (Mesmo antes disso, sempre fui direta com as minhas filhas. Quando elas eram bebês, eu falava com elas usando frases completas, pois nunca fui fã de fazer voz de bebê nem de simplificar muito as coisas.) Elas eram novas demais para entender a gravidade da situação, mas conseguiam entender que Bruce estava perdendo uma importante habilidade de comunicação. Conforme o vocabulário delas se expandia, o de Bruce diminuía. Eu não queria que pensassem que o pai não se importava com o que elas tinham a dizer só porque ele talvez não conseguisse responder de maneira adequada, nem que o que estava ocorrendo era culpa dele ou algo feito de propósito. Na época, eu também sabia que um diagnóstico era iminente, e compartilhar essa informação antecipadamente parecia melhor do que jogar um diagnóstico sério sobre elas do nada.

Quando finalmente descobrimos que Bruce tinha DFT com APP (afasia progressiva primária), Mabel tinha 10 anos e Evelyn, 8. Falei para elas o nome da doença e descrevi o que significava e como isso explicava os sintomas que Bruce estava apresentando. Elas não fizeram muitas perguntas. Na verdade, acho que sentiram alívio. A doença de Bruce não era mais algo abstrato; agora tínhamos um nome para ela. Com dificuldade para pronunciar "demência frontotemporal" e incapazes de lembrar a ordem das letras DFT, as meninas criaram uma sigla que as ajudaria: Dança das Fantásticas Tartarugas. Acabávamos caindo na risada ao imaginar essas tartarugas fantásticas dançando na cabeça de Bruce.

Claro que, mesmo assim, ainda é doloroso para elas em muitos níveis, em especial quando o pai delas é Bruce Willis e manchetes como "O último adeus da família" ou "A família não sabe se Bruce vai durar até o fim do ano" vivem surgindo. A forma como alguns meios de comunicação repercutiram incorretamente o diagnóstico de DFT só serviu para estigmatizar ainda mais a demência. Esses veículos tiveram inúmeras oportunidades de mudar a narrativa — educar, incentivar a compaixão e aprofundar a compreensão —, mas erraram o alvo. Está nítido que não fizeram o dever de casa, ou talvez simplesmente tenham a sorte de a demência não ter atingido a família deles.

No início, eu sofria ao ouvir essas histórias inventadas com objetivo de gerar cliques e não queria que as meninas fossem pegas de surpresa. Ainda mais andando pelo supermercado e vendo o pai na capa de um tabloide, ao lado de uma manchete descabida.

Além disso, eu não sabia o que outras crianças poderiam dizer sobre Bruce no parquinho porque tinham ouvido os pais conversando. Agora as minhas meninas têm a linguagem adequada para abordar o comentário ou a pergunta de outra criança. (Até eu tenho meu arquivo de respostas para usar!) Deixei claro que elas poderiam vir até mim com toda e qualquer informação. "Se vocês ouvirem alguma coisa que seja confusa ou que as deixe desconfortáveis, sempre me perguntem", falei.

Uma pessoa que tornou mais fácil para mim guiar nossas meninas por essa experiência lenta e difícil foi Megan Graham, mestra especialista em cuidados infantis. Megan é vice-presidente de operações de pesquisa da Private Health Management, uma empresa que consultei para me ajudar a entender o complicado cenário médico da demência e garantir que não deixássemos nada de lado em termos de cuidados, tratamentos e testes dos quais Bruce poderia participar. Megan tem experiência em oferecer apoio emocional a crianças hospitalizadas e a pessoas com pais doentes. Sua visão brilhante tem sido inestimável para me ajudar a auxiliar minhas meninas.

Para este capítulo, pedi para Megan e outros especialistas que me ajudassem a falar das coisas mais importantes que os pais precisam saber enquanto transitam entre o papel duplo de cuidador e pai ou mãe. Se você está ajudando seu filho a entender o diagnóstico de demência precoce de um dos pais ou o diagnóstico de demência de um dos avós (ou até mesmo outras doenças), essas ideias serão valiosas para facilitar os próximos passos. Acho que isso também ajuda a tornar a sua vida como pai ou mãe mais administrável. Existe um ditado que diz: "Você é tão feliz quanto o seu filho menos feliz", que considero verdadeiro. Quando nossos filhos estão sofrendo, isso nos impacta profundamente. Mas, quando sabemos que eles estão cuidados e apoiados, mesmo em tempos difíceis, podemos passar pela vida com um pouco mais de facilidade.

Como ter a conversa

Sei que não consigo controlar a dor dessa experiência para as minhas filhas, mas o que eu *posso* controlar são as conversas sobre a doença do pai delas. Você também pode. Tendo o apoio adequado e aprendendo a melhor maneira de nos comunicarmos, podemos ajudar os filhos a lidarem com uma situação que está em constante mudança e se adaptarem a ela e, assim esperamos, diminuir um pouco da ansiedade deles no processo.

Dê apenas informações suficientes

A maneira como você compartilha um diagnóstico com seu filho vai depender da idade e do desenvolvimento dele. Por exemplo, você explicaria a DFT para uma criança de 4 anos de maneira diferente do que faria com um adolescente de 17 anos.

"O que continua igual é que devemos incluir as crianças na conversa, independentemente da idade", diz Megan.

Megan foi quem me disse para dar a Mabel e a Evelyn algumas informações, mas não mais do que elas precisavam, considerando que esse tipo de notícia pode ser avassaladora. (Afinal, eu sei como foi avassaladora para mim, então não consigo imaginar como seria para uma criança.) E ninguém conhece seu filho e o nível de informação com que ele consegue lidar melhor do que você. Para mim, isso envolvia dizer a elas o nome da doença — "Papai tem demência frontotemporal, que algumas pessoas chamam de DFT" — e depois explicar brevemente o que isso significava. Depois disso, dei as informações com base nas perguntas que elas fizeram.

Isso também pode funcionar no seu caso. Determine quanta informação seu filho precisa ter sem sobrecarregá-lo. Megan sugere compartilhar as informações em pedaços digeríveis. Por exemplo, "No momento, os médicos estão se concentrando em ajudar a mamãe a lidar com a dor dela", em vez de "A mamãe está muito doente, e não sabemos o que vai acontecer". A última frase pode gerar medo e incerteza desnecessários. Em vez disso, apresentar as informações de um jeito que ofereça segurança e estabilidade ajuda as crianças a processarem as coisas de um jeito mais tranquilo. Então, vá seguindo a partir disso, de acordo com as perguntas delas. E, quando responder, faça com sinceridade, o que não significa que você tenha que contar todos os detalhes ou que precise saber todas as informações — significa apenas não contar mentiras.

Dito isso, não fale demais sobre a doença, a menos que perguntem. Por exemplo, se o seu filho perguntar "A mamãe vai precisar de cirurgia?", seja sincero e claro, mas não entre no assunto de a doença ser terminal ou de haver necessidade de um tratamento depois da cirurgia, a menos que ele pergunte. Em seguida, preste atenção às reações.

"Cada criança processa o estresse à própria maneira, e suas dificuldades nem sempre são imediatamente aparentes, mas estar atento às diferentes formas como elas podem estar enfrentando desafios pode ajudar os pais a oferecerem o apoio necessário", diz Danielle Cornacchio, ph.D., psicóloga clínica infantil e diretora da WaveMind Clinic, e outra pessoa que me ajudou a passar por essa jornada com minhas meninas.

O luto e as reações de estresse comuns podem incluir mal estar. Por exemplo, pode ser que tenham dor de barriga ou não queiram ir à escola. Também pode acontecer de regredirem temporariamente em relação a certos comportamentos. Por exemplo, as crianças que já desfraldaram podem molhar a cama, as que são independentes podem ficar grudadas ou podem começar a fazer birras novamente. "Estas são reações normais e costumam ser temporárias", diz Megan.

Por outro lado, "uma criança pode precisar de apoio adicional além da família e dos amigos, se as emoções e os comportamentos estiverem afetando as atividades diárias ou os relacionamentos", diz Danielle. Por exemplo, você tem um filho que adora jogar futebol e, de repente, não quer mais fazer parte do time. Ou um muito sociável que não quer mais brincar com amigos nem dormir na casa deles. Outras preocupações são uma mudança significativa nas notas ou alterações prolongadas no sono, no humor e nos hábitos alimentares. Se você notar esses sinais, pode ser importante dar algum apoio extra ao seu filho. Fale com o pediatra e veja se vale a pena fazer alguma forma de terapia.

"O apoio profissional, como a terapia, pode oferecer às crianças mecanismos de enfrentamento e também pode equipar os pais com ferramentas para auxiliar os filhos nesse momento difícil", diz Danielle.

Explique que, muitas vezes, crianças e adultos consultam um psicólogo para ajudá-los em situações desafiadoras. Dessa maneira, a terapia é vista como uma ferramenta, não como um castigo. Você pode dizer: "Talvez ajude conversar sobre os seus sentimentos com um adulto além dos seus pais ou de alguém que você conheça. Você gostaria de se encontrar com alguém que ajuda crianças da sua idade com coisas assim?"

ORIENTAÇÃO POR FAIXA ETÁRIA

Embora cada criança seja diferente, Megan oferece as melhores práticas adequadas à idade para se comunicar com seu filho:

5 A 9 ANOS (INÍCIO DA IDADE ESCOLAR):

- **Capacidade**: pensadores concretos que se beneficiam de explicações simples e sinceras.
- **Abordagem**: use uma linguagem clara e adequada para a idade: "A mamãe está muito doente, e os médicos estão fazendo tudo que podem para ajudá-la a se sentir melhor". Evite eufemismos que possam confundi-los, como "O papai não está se sentindo bem", o que poderia minimizar a gravidade de uma doença e confundir a criança quando o papai não se recuperar como se tivesse tido apenas um resfriado.
- **Foco**: garanta a segurança e a rotina deles. Explique como a vida dele pode mudar, mas enfatize que suas necessidades ainda serão atendidas.

10 A 13 ANOS (ENSINO FUNDAMENTAL):

- **Capacidade**: mais capazes de compreender o conceito de doença e seu impacto. Podem começar a se preocupar com a morte, mas também precisam de apoio.
- **Abordagem**: ofereça explicações um pouco mais detalhadas, incluindo a possibilidade de piora da saúde, destacando os esforços para administrá-la. Incentive-os a fazer perguntas. Por exemplo: "A vovó tem uma doença que está afetando o funcionamento do cérebro. É por isso que ela pode ter problemas para se lembrar das coisas, ficar confusa ou agir de

maneira diferente do que costumava fazer. Os médicos estão nos ajudando a controlar os sintomas, mas esse tipo de doença muda com o tempo. Se você tiver dúvidas ou sentimentos em relação a isso, sempre pode falar comigo — vamos descobrir juntos."

- **Foco**: reconheça as reações emocionais delas e normalize-as. Dê oportunidades para que elas se envolvam, seja ajudando com o cuidado de um jeito simples e adequado à idade.

ACIMA DE 14 ANOS:

- **Capacidade**: capazes de compreender conceitos abstratos e implicações de longo prazo. Podem enfrentar preocupações existenciais e intensidade emocional.
- **Abordagem**: compartilhe informações sinceras e abrangentes. Por exemplo: "Quero ser sincero com você em relação ao que está acontecendo. O vovô tem uma doença chamada Alzheimer que está afetando o cérebro dele, e isso significa que, com o tempo, ele pode ter mais problemas para se lembrar de coisas, entender conversas ou reconhecer pessoas. Não sabemos exatamente como as coisas vão mudar, mas estamos fazendo tudo que podemos para garantir que ele se sinta confortável e apoiado. Se quiser conversar ou fazer perguntas, estou aqui. Você não vai passar por isso sozinho, e o modo como você se sente é totalmente normal e aceitável." Permita que seus filhos processem as emoções no próprio ritmo e as expressem da maneira que preferirem. Por exemplo, eles gostam de conversar ou preferem escrever em um diário, pintar ou desenhar?
- **Foco**: ofereça oportunidades de autonomia, como escolher de quais eventos familiares participar ou decidir como compartilhar atualizações da doença com os amigos. Valide os sentimentos deles sem apressá-los a "seguir em frente". Além disso, essa faixa etária pode ter uma necessidade maior de independência e privacidade. Respeite os limites deles, mas esteja disponível para conversas.

Seja verdadeiro

Sempre queremos proteger os nossos filhos, mas aprendi a importância de ser sincera durante toda a jornada.

"As crianças sabem que algo está acontecendo mesmo que você não conte, e, se não falarmos abertamente sobre um diagnóstico, elas vão usar o que chamamos de 'pensamento mágico' para criar os próprios cenários", explica Megan. "Esses cenários muitas vezes são bem mais graves do que o que realmente está acontecendo, além de não estarem fundamentados na realidade."

É por isso que precisamos ter essas conversas com os filhos.

Pode parecer estranho compartilhar com eles informações que parecem assustadoras ou avassaladoras, porque não queremos preocupá-los nem perturbá-los ainda mais. "No entanto, quando se sentem incluídos na conversa, a ansiedade diminui, e eles lidam com o diagnóstico de maneira mais fácil", diz Megan. Isso também os ajuda a ver que não há problema em fazer perguntas e que vão receber respostas sinceras. Eles também vão se sentir ouvidos, o que ajuda a validar as emoções.

Embora você deva ser sincero com seus filhos, também preste atenção na hora de conversar sobre o diagnóstico do seu ente querido quando as crianças estiverem ao alcance da voz. Às vezes eu falo de Bruce com outro adulto quando as crianças estão na sala. Aprendi que, nesses momentos, não devo compartilhar nada que Mabel e Evelyn ainda não saibam, mesmo que pareça que elas não estão prestando atenção. As crianças percebem muito mais do que pensamos.

O QUE DIZER?

Falar com crianças sobre a demência de um ente querido pode parecer avassalador, mas uma linguagem simples e sincera pode ajudá-las a processar o que está acontecendo. A seguir, alguns exemplos do que dizer para reconhecer as emoções delas, envolvê-las no cuidado e prepará-las para mudanças, dependendo da idade e do nível de compreensão de cada uma.

RECONHEÇA AS EMOÇÕES:

- **Crianças mais novas**: "Não tem problema nenhum você se sentir triste, brava ou confusa em relação ao que está acontecendo. Às vezes eu também me sinto assim."
- **Crianças mais velhas e adolescentes**: "Podemos conversar sempre que você estiver chateada ou tiver dúvidas."

ENVOLVA-AS NOS CUIDADOS:

- **Crianças mais novas**: "Você pode ajudar ficando perto do papai e mostrando seus desenhos para ele."
- **Crianças mais velhas e adolescentes**: "Você gostaria de me ajudar a fazer uma playlist das músicas preferidas da mamãe?"

PREPARE-AS PARA MUDANÇAS COMPORTAMENTAIS:

- **Todas as idades**: "Às vezes, o papai pode dizer coisas que não fazem sentido ou parecem agressivas sem nenhum motivo. Não é por sua causa, é só a maneira como a doença funciona."

INCENTIVE A CONEXÃO:

- **Todas as idades**: "Mesmo que a mamãe às vezes pareça diferente, ela ainda adora passar tempo com você. Vamos encontrar atividades de que vocês duas gostam, como montar quebra-cabeças, assistir a filmes ou olhar fotos antigas."

No caso da DFT ou de outras formas de demência, às vezes pode não haver coisas para manter essa conexão. É por isso que explicar os sintomas da doença é tão importante, para que a criança não pense que ela é o problema.

Respeite o modo como seu filho processa as informações

Como todas as crianças processam as informações de maneira diferente, use a personalidade e o temperamento individuais do seu filho para entender como falar com ele sobre seu ente querido. Megan categoriza as crianças em dois grupos principais: buscadores de informações e "evitadores" de informações. Os buscadores de informações se sentem mais calmos e seguros quando têm todos os detalhes, e é por isso que fazem muitas perguntas, procuram explicações e querem ver as coisas em primeira mão.

"Você consegue identificar essas crianças quando ainda são bem novas, mesmo antes de um ente querido ficar doente, porque elas sempre pediram muitas informações", explica Megan. "Para elas, o conhecimento é uma forma de controlar a incerteza." Por exemplo, se você for viajar nas férias com a família, elas querem saber a que horas vocês vão chegar e qual será a aparência do destino. Quando elas vão ao médico para a consulta anual, perguntam exatamente o que vai acontecer durante a consulta e às vezes ficam olhando quando recebem uma injeção, querendo entender cada passo. Quando um ente querido está doente, essas crianças precisam de explicações detalhadas. Elas podem querer entender o plano de tratamento e saber qual é a expectativa de progressão das coisas.

"Quando os buscadores de informações se sentem envolvidos e informados, isso ajuda a reduzir a ansiedade", diz Megan. "É importante ser paciente com eles e dar respostas sinceras, usando uma linguagem que consigam entender. Para essas crianças, deixar os detalhes de fora pode gerar mais estresse."

Por outro lado, os "evitadores" de informações querem saber o mínimo, pois muitos detalhes podem aumentar a ansiedade. Essas crianças podem evitar conversas sobre assuntos difíceis e são menos propensas a fazer perguntas. Por exemplo, ao sair de férias, um "evitador" de informações provavelmente não vai perguntar como ou a que horas vocês vão chegar no destino. No consultório médico, eles podem não querer saber o que vai acontecer e provavelmente vão desviar o olhar quando receberem uma injeção, evitando completamente o processo. Ao lidar com a doença de um ente querido, os "evitadores" de informações se beneficiam de uma abordagem mais reduzida. Em vez de sobrecarregá-los com informação demais, compartilhe apenas os pontos principais — o que está acontecendo e se as coisas vão ficar bem.

"Respeitar a necessidade de menos detalhes ajuda a aliviar a ansiedade, ao mesmo tempo que garante que eles ainda se sintam apoiados e incluídos na conversa", diz Megan.

Seja claro e direto. "Você deve ter notado que o papai está precisando de mais descanso. Isso é porque o remédio o deixa cansado." Em seguida, pergunte se eles querem falar mais sobre o que você compartilhou e termine dizendo que podem falar com você se tiverem alguma dúvida. Os "evitadores" de informações podem não fazer perguntas na hora, mas é importante que saibam que podem falar com você a qualquer momento e que nenhum assunto é proibido.

"Ao lhes dar espaço para processar do jeito deles, você pode reduzir o estresse e ajudá-los a se sentir seguros", diz Megan.

Como você pode ver neste livro, sou uma buscadora e compartilhadora de informações, por isso fiquei surpresa quando percebi que as minhas duas filhas só querem pequenas doses de informação. Respeito o processo delas e lhes lembro o tempo todo de que não há nada que não possam me perguntar e não há nenhum assunto proibido.

Mais uma vez, independentemente do grupo em que seu filho se enquadra — buscador ou "evitador" — sempre o mantenha informado caso algo mude, como se for necessária uma cirurgia ou se a pessoa amada precisará passar por um novo tratamento.

Termine com quatro informações principais

Não importa a idade, a personalidade ou o temperamento do seu filho, há quatro coisas principais a incluir ao compartilhar a notícia de um diagnóstico:

- **"Você não vai pegar essa doença. Ela não é contagiosa."** As crianças associam doenças a resfriados ou gripes, que sabem que são contagiosos. Se não deixar isso claro, mesmo para adolescentes ou jovens, podem ficar doentes e pensar: *Será que eu peguei o que a mamãe tem?*
- **"Você não causou isso. Não tem nada que você possa ter feito ou deixado de fazer que tenha deixado o papai doente."** Como crianças de todas as idades são egocêntricas, elas pensam: *Será*

que eu deixei o papai doente quando retruquei o que ele falou outro dia? ou *Será que a mamãe ficou doente porque eu não limpei o meu quarto?*

- **"Você não pode controlar essa doença. Nada que você faça vai mudar o diagnóstico."** Algumas crianças podem pensar: *Se eu for boazinha todos os dias e fizer exatamente o que eu tenho que fazer, isso vai fazer a mamãe melhorar.*
- **"Você sempre estará segura e bem cuidada."** Quando um dos pais está doente ou prestes a morrer, a criança fica preocupada para saber quem vai cuidar dela se o pai ou mãe saudável ficar doente. "Aliviar essa preocupação logo no início é muito importante", diz Megan. Crianças pequenas podem até perguntar: "E se acontecer alguma coisa com *você*?" Explique calmamente que não está preocupado com isso e que está perto e vai mantê-las em segurança. Em seguida, acrescente que, se *acontecesse* alguma coisa, outra pessoa estaria lá para cuidar delas. Por exemplo: "Você tem a vovó ou a tia Liz." O objetivo é garantir que os seus filhos saibam que sempre serão cuidados.

Minhas filhas ficaram preocupadas de eu ficar doente. Tendo crescido com uma mãe solteira e uma família não muito próxima, eu entendia muito bem de onde vinha essa preocupação. Eu sempre tive muito medo de que algo acontecesse com a minha mãe. Então as tranquilizei dizendo que estou cuidando de mim mesma (o que, na verdade, é um grande motivador para mim) e que isso não me preocupava.

Como apoiar o seu filho

Existe um ditado que diz "Uma ação vale mais que mil palavras". Isso se aplica a muitas coisas na vida, incluindo a parentalidade durante os cuidados. Não é só o que você diz sobre a doença da pessoa amada que afeta os seus filhos; as suas ações também são importantes. Aqui estão algumas ideias de especialistas sobre como apoiar o seu filho nesse momento difícil.

Coloque alegria na jornada

É importante lembrar aos seus filhos que ainda é possível encontrar amor, alegria e felicidade.

"Sempre que apresentamos um fator estressante para uma criança, devemos encontrar maneiras de terminar com uma observação positiva, porque isso vai deixar o cérebro dela em uma mentalidade melhor", explica Megan.

Um jeito de fazer isso é dizer: "Ainda podemos ter uma vida feliz como família. Ainda podemos fazer com o papai coisas que nos dão alegria." Em seguida, liste as coisas que eles gostam de fazer com o pai ou a mãe. Por exemplo: "Ainda podemos nos aconchegar no sofá ou ver jogos de futebol americano universitário juntos." Ou pergunte ao seu filho o que ele gosta de fazer com o pai ou com a mãe. Em seguida, inclua essas coisas na rotina sempre que possível.

"Isso ensina a eles que, sim, as coisas estão diferentes, e isso é triste, mas ainda podemos encontrar alegria", diz Megan.

Por exemplo, Bruce adorava ir à feira para comprar frutas e vegetais da estação e sempre gostou de apoiar os produtores locais. Embora agora seja mais difícil levá-lo para áreas lotadas, isso não impede as meninas e eu de irmos até lá. Quando vamos, fazemos questão de comprar alguns dos itens preferidos de Bruce, para que as meninas possam compartilhar as compras com ele. É diferente, mas ainda assim tem um significado especial para nós, de um jeito novo.

"As crianças precisam se divertir para desenvolver o sistema nervoso e também precisam se sentir estimadas e vivenciar bons sentimentos, não ficar tristes em casa o tempo todo", acrescenta minha terapeuta, Kathleen.

"Uma mensagem importante que eu gosto de passar para as crianças e os pais: é preciso prática para estar presente com alegria *principalmente* em momentos difíceis como uma doença na família. Técnicas de atenção plena, focar pequenos momentos de felicidade e aprender a reconhecer pensamentos e emoções desconfortáveis sem permitir que eles consumam tudo são maneiras de começar essa prática de vivenciar momentos de alegria", diz Danielle.

Dê o sinal verde para os sentimentos

"Emoções fortes e incômodas desencadeadas pela doença de um ente querido muitas vezes podem tirar o melhor de nós, e tudo bem! Ajudar as crianças a desenvolver autocompaixão e a aceitar seus sentimentos importantes pode torná-las mais capazes de vivenciar a alegria", diz Danielle. Não importa a idade, é fundamental dar espaço para que seu filho experimente o espectro de emoções que está enfrentando e garantir que não se sinta envergonhado pelo que está sentindo.

Você pode fazer isso espelhando as emoções deles. Se o seu filho estiver chorando, diga: "Estou vendo que você está chorando e se sente muito triste. Está tudo bem. Eu também me sinto triste com isso."

Nesse sentido, também é importante que nós, como pais, compartilhemos nossos sentimentos.

"Se os seus filhos veem você chorar ou sentir raiva, isso mostra a eles que é seguro ter essas emoções e que não precisam ser fortes e corajosos o tempo todo", explica Megan.

Minhas filhas me viram em todos os estados possíveis — com emoções boas, ruins e horríveis, e espero que elas sejam jovens demais para se lembrar de algumas. Naqueles primeiros dias do diagnóstico, eu estava de luto e, portanto, muito frágil. Eu não as protegi disso, porque aquela era a nossa realidade. Além do mais, elas conseguiam ver e sentir o meu amor pelo pai delas, meu marido, e havia beleza nisso. Conforme eu aceitei o que estava acontecendo e processei meus sentimentos na terapia, fiquei mais preparada e capaz de responder às perguntas delas e validar suas emoções sem desmoronar nem tornar tudo sobre mim.

Assim como muitos aspectos da parentalidade, é um ato de equilíbrio. Eu quero que elas saibam como me sinto, mas também não quero que pensem que têm que me ajudar a passar por um momento difícil ou me proteger do luto e da tristeza delas. Eu sou a mãe, não o contrário.

Tenha respostas prontas

Muitas vezes, pessoas bem-intencionadas me perguntam sobre Bruce. Eu gosto de ter respostas prontas para não precisar pensar no assunto nem ficar emotiva demais ou perder o controle. Sempre falei para minhas filhas fazerem a mesma coisa, de modo que, quando as pessoas perguntam como o pai está, elas não são pegas de surpresa nem sentem que precisam inventar alguma coisa. "Encarar perguntas de outras pessoas sobre a doença de um dos pais pode ser um desafio, e as crianças têm direito à privacidade na hora de decidir o que se sentem confortáveis para compartilhar. Ter uma resposta preparada pode ajudá-las a se sentirem mais no controle e reduzir o desconforto em situações sociais", diz Danielle.

Ajude os seus filhos a desenvolverem respostas simples e tranquilizadoras e ensaie tudo de antemão. Embora as respostas devam ser adequadas à idade e alinhadas com o nível de conforto da criança, uma boa abordagem é agradecer pela pergunta, oferecer uma breve atualização se desejar, e, se necessário, redirecionar a conversa. Por exemplo: "Ele está bem esta semana, e descansando muito. Obrigada por perguntar. Como foi sua viagem à praia no fim de semana passado?"

Veja o lado bom

Como mãe de uma adolescente e uma pré-adolescente encarando o diagnóstico precoce do pai, fui incentivada por alguém da AFTD a fazer contato com Diana Shulla Cose. Diana é diretora-executiva e fundadora da Lorenzo's House, uma organização com o nome do marido que apoia filhas, filhos e famílias afetadas pela demência precoce. Sua perspectiva sobre a parentalidade enquanto cuida do marido, Lorenzo, é ao mesmo tempo profunda e extremamente compreensível.

> No início da minha jornada de cuidadora, eu gostaria de ter conhecido alguém que tivesse o mesmo perfil da minha família: mais jovem, com filhos pequenos (os nossos tinham 9 e 13 anos quando Lorenzo foi diagnosticado) e um parceiro com demência. Uma conexão com alguém que pudesse compartilhar histórias, recursos e estratégias teria tornado a minha jornada menos

solitária e mais empoderadora. Embora a minha família e os meus amigos demonstrassem amor, eles simplesmente não conseguiam entender, e havia poucas estruturas de apoio para nós. O estigma de que a demência é uma condição de pessoas mais velhas era propagado, e eu me sentia deixada para trás.

No começo, eu me sentia muito triste. Estava assustada e isolada, e, quanto mais Lorenzo mudava, mais perdíamos o nosso rumo. Uma noite, o nosso filho mais velho disse: "Mãe, você precisa parar de chorar." Aquele foi um momento decisivo para mim. Percebi que não só os nossos filhos estavam perdendo o pai, mas também estavam perdendo a mãe que conheciam. Sem perceber, eu também estava mudando. Era hora de me organizar, assumir essa nova identidade e repensar como poderíamos fazer a nossa família funcionar.

Também percebi que as experiências dos nossos filhos eram muito diferentes das minhas. Eu não sabia qual era a sensação de perder um pai dessa maneira. Às vezes, eles procuravam cuidar de mim e da minha dor — ao mesmo tempo que cuidavam do pai. Muitas vezes, deixavam de compartilhar dúvidas e medos para aliviar a pressão sobre mim.

No meio dessa confusão, eu estava determinada a encontrar partículas de luz e torná-las parte do DNA da nossa família. Por exemplo:

- Procurávamos espaços sagrados todos os dias — momentos em que partículas de luz nos encontravam.
- Enchíamos o armário da cozinha com canecas que diziam "Veja o lado bom", um mantra para entoarmos.
- Substituímos a mesa de jantar da família por uma mesa de bilhar, uma sala de jogos na nossa casa.
- Colocamos uma mesinha de mármore perto da janela. Embora não pudéssemos ir a Paris juntos nesta vida, poderíamos ir até lá todas as manhãs na nossa casa.
- Fizemos da música o nosso remédio, tocando sem parar na nossa casa.
- Acima de tudo, nossa maior ferramenta era o amor. Demonstrávamos amor de maneiras antigas, novas e restauradas.

As famílias que enfrentam a demência precoce são invisibilizadas, incompreendidas e têm poucos recursos; não temos diagnósticos e às vezes os temos errados.

Como resultado, em 2021, saí de 25 anos atuando na educação urbana e fundei a Lorenzo's House, uma organização virtual, um santuário para famílias. Um lugar para ser visto e compreendido, para pertencer, onde podemos nos encontrar para nos curarmos em comunidade e atuar em prol da justiça pela demência. Agora entendo a força e o empoderamento que sentimos quando estamos conectados com outras pessoas que compartilham uma jornada semelhante à nossa.

Prepare-se para falar sobre a morte

A morte é associada ao declínio, à perda e ao desconhecido, acontecimentos que muitas pessoas não se sentem confortáveis em enfrentar. Esse desconforto se traduz em silêncio em torno de assuntos sobre o fim da vida, criando um tabu em cima disso. Eu costumava fazer parte das pessoas que não falavam sobre a morte, evitando propositalmente pensar no assunto. Acho que isso acontecia porque não me ensinaram a lidar com o luto nem a falar sobre a morte. Não é culpa de ninguém, é só a maneira como as coisas eram na minha época. Mas a doença de Bruce me forçou a ficar frente a frente com esses assuntos, e isso é uma ótima oportunidade de discuti-los mais abertamente com as nossas filhas quando chegar a hora, o que, espero, vai quebrar esse ciclo. Falar sobre morte e luto não facilita o processo, mas abre espaço para a cura, a conexão e uma compreensão mais profunda da fragilidade e da beleza da vida.

Claro que nem sempre eu me senti assim. Meu primeiro instinto como mãe é proteger as minhas filhas, de coisas tristes ou assustadoras principalmente. Mas, como Megan me lembrou:

> Não dá para protegê-los de todas as verdades difíceis. A vida é feita de alegrias e perdas e, por mais tentador que seja evitar conversas sobre assuntos difíceis, como morte ou doença, isso pode fazer com que as crianças criem o próprio entendimento

— o que muitas vezes leva ao medo, à confusão ou a concepções erradas. As crianças são observadoras e perspicazes por natureza e, se não orientarmos essas conversas, elas vão encontrar respostas em outro lugar, muitas vezes de maneiras que nos deixam de fora da narrativa.

Quando uma criança ouve que um dos pais está doente, em geral ela vai perguntar se essa pessoa vai morrer — uma pergunta comum, independentemente da idade.

"Desde muito jovens, as crianças têm um conceito de morte, quer entendam de fato o que ela significa ou não", diz Megan. "Elas sabem que a morte existe, então temos que explicar de um jeito que consigam entender."

Para crianças mais novas, talvez seja necessário esclarecer que a pessoa não volta e que não a veremos de novo. Você pode dizer que o corpo de uma pessoa para de funcionar. Adolescentes e crianças mais velhas provavelmente estão mais familiarizadas com a morte e podem não precisar de tanta explicação.

Para crianças de todas as idades, se uma doença for terminal, mas a morte não vai acontecer em um momento próximo, você pode dizer: "Sim, o seu pai vai morrer dessa doença, mas não agora, então não precisamos nos preocupar com isso por enquanto" ou "Há coisas que o papai pode fazer que vão ajudá-lo a se sentir melhor, mas não há cura para a doença dele nem nenhum remédio que faça efeito. Mas não estamos preocupados com isso neste momento. Se alguma coisa mudar, eu aviso". Essa frase, "se alguma coisa mudar, eu aviso", é crucial, porque a criança perde medo do desconhecido, fica mais confiante, pois ela sabe que não será surpreendida por mudanças repentinas. Assim, fica menos ansiosa e mais presente no momento atual em vez de se preocupar com o que está por vir.

Mais crucial ainda é cumprir essa promessa, por isso, se algo *realmente* mudar, avise. Dessa forma, nada vai ser uma surpresa.

"Se você não for sincero e o pai ou a mãe morrer ou acontecer alguma coisa que você não compartilhou, isso vai gerar ansiedade na criança e uma quebra de confiança", diz Megan. Ela pode pensar: *Eu não sabia disso. Me pegou de surpresa. Então, o que mais vai acontecer que eu não sei?*

Criamos mais preocupações quando não somos sinceros.

Leia tudo sobre o assunto

Existem vários livros infantis excelentes que explicam doenças de maneiras que as crianças conseguem processar. Isso é muito bom se você não tem as melhores habilidades comunicativas, porque os livros oferecem uma linguagem que talvez você não consiga inventar por conta própria.

Os livros também podem ajudar o seu filho a contar para os amigos ou até mesmo para toda a turma, se for algo que eles querem compartilhar.

"Tive uma paciente pediátrica que recebeu um diagnóstico e queria contar à turma da primeira série, mas não sabia como fazer isso", explica Megan. "Então, encontramos um livro que ela adorava sobre o assunto, e ela o leu para a turma para ajudar a explicar o que estava passando. Isso pode ser muito útil para as crianças, porque as capacita com palavras e histórias que podem compartilhar."

Uma visita à biblioteca ou uma pesquisa on-line podem ajudar você a encontrar esses livros para várias idades. Além disso, algumas organizações oferecem esses recursos. Por exemplo, a Alzheimer's Association ajuda crianças e adolescentes a entenderem a demência.

Não faça isso sozinho

Neste ponto do livro, você já sabe que não é possível cuidar de outra pessoa por conta própria, pois você certamente também não é capaz de ser pai ou mãe enquanto cuida sozinho de alguém.

"Identifique pessoas com quem seus filhos se sintam à vontade, como uma tia, um amigo próximo, um primo", diz Megan. Pergunte a eles: "Com quem mais você se sente seguro para falar sobre isso?" ou "Se você sentir que não pode recorrer a mim, a quem você gostaria de recorrer?". Em seguida, entre em contato com essas pessoas e diga que estão na lista de rede de apoio dos seus filhos. Se houver certos assuntos que você não quer que sejam discutidos com os seus filhos, especifique. A maioria das pessoas ficará lisonjeada e feliz em ajudar, e unir essa comunidade cria mais redes de apoio para os seus filhos. As minhas filhas têm o apoio certo, e identificamos pessoas na vida delas com quem elas conseguem conversar sobre qualquer coisa que não queiram falar comigo. Eu fico bem só por saber que outras pessoas também as apoiam.

Não importa em que série eles estejam, a escola do seu filho é outra comunidade importante.

"As crianças ficam na escola de seis a sete horas por dia, então é importante saber que há pessoas por perto capazes de observá-las e entrar em contato com você caso percebam alguma mudança no comportamento", diz Megan. "Além disso, a escola também passa a ser outro lugar para eles encontrarem apoio caso se sintam tristes. Por exemplo, podem se consultar com um psicólogo escolar, o que amplia sua 'caixa de ferramentas', ou seja, pessoas que podem ajudar a apoiar os seus filhos enquanto enfrentam o luto e a tristeza, para que não recaia tudo apenas sobre você."

Se você tiver um filho muito sensível que precisa de atenção redobrada, a ajuda de um terapeuta, como vimos, pode ser bem-vinda. Megan sugere um psicólogo lúdico para crianças mais novas e terapia conversacional para adolescentes e jovens. Também existem vários outros excelentes recursos e programas, como grupos, associações e retiros para crianças.

Saber a melhor comunidade para os seus filhos também pode fazer com que você encontre pessoas que o ajudem quando você estiver se sentindo sobrecarregado. Elas podem resolver tarefas como dever de casa, transporte para escola e atividades extracurriculares, levar uma comida para uma festa da turma ou ajudar crianças mais velhas com aulas de direção ou inscrições para a faculdade. Elas também podem ficar de olho na sua pessoa amada enquanto você passa tempo com seus filhos.

"Os maiores erros que vejo os pais cometerem são não pedir ajuda ou demorar a pedir. Os cuidadores, ainda mais aqueles que são pais, sentem que abdicam de controle ao pedir ajuda, o que pode parecer assustador quando você está lidando com doenças e enfermidades que mudam o tempo todo", diz Megan. "No entanto, quando não procuramos ajuda, corremos o risco de perder ainda mais controle e, sem querer, aumentar o caos."

Diga adeus à culpa

Embora eu tenha falado sobre culpa no Capítulo 6, ela com certeza merece uma menção em um capítulo sobre parentalidade enquanto cuidador da pessoa amada. Ter uma família sempre foi o meu maior sonho. Quando eu era jovem, tinha uma visão muito clara do tipo de mãe que eu queria ser: calma, serena e paciente. (Todas as características que não são tão naturais para mim!) Sempre pensei em criar o melhor cenário para os meus filhos. Quando as minhas filhas nasceram, me senti muito abençoada por ter recursos para oferecer a elas tudo que eu não tive enquanto crescia em uma família monoparental, como aulas de música, todas as atividades que elas quisessem e participação em equipes esportivas com oportunidades de viagem. Eu me imaginava toda envolvida, levando-as a todos os eventos, Bruce e eu torcendo nas arquibancadas, dividindo e conquistando, e garantindo que elas tivessem tudo de que precisassem para serem bem-sucedidas.

O que eu nunca previ foi que eu me veria no meio de uma rotina de cuidados, me virando nos trinta com as necessidades das minhas filhas mais as do meu marido, e que o meu sonho perfeito teria que mudar. Conforme essas oportunidades de atividades para as meninas surgiam, a realidade se instalou. Comecei a sentir o peso de ser uma cuidadora, além de mãe. Num piscar de olhos, o que eu pensei que conseguiria administrar ficou pesado demais para lidar. Eu me vi incapaz de cumprir todos esses compromissos, porque era demais para mim. Com isso, veio a culpa. Uma culpa por não ser a mãe que tinha imaginado e por não poder simplesmente "me animar" e fazer dar certo. Senti que estava decepcionando minhas filhas, que não estava dando as oportunidades que tinha sonhado para elas. Eu queria ser tudo para todo mundo, mas, ao tentar fazer isso, perdi de vista o que era verdadeiramente viável para mim como mãe.

Se você se identifica, tenha em mente que seus filhos não fazem ideia do alto padrão que você estabeleceu para si. As minhas com certeza não tinham. Além disso, você está dando o seu máximo, mas, como Evelyn diria, "a vida começou a desenrolar". Como aprendi com o Dr. Sadeghi, confio que tudo isso está acontecendo para nós e não conosco. Estou dando o meu melhor. E você também.

Cuidar de você = cuidar dos seus filhos

Como já vimos repetidas vezes, é essencial cuidar de si mesmo durante esse período, não só por você, mas também pelos seus filhos. Quando você não faz isso, fica mais difícil cuidar das crianças, e elas percebem quando você está exausto, deprimido e com pouca energia. Pense de novo na mensagem dada por comissários de bordo para você colocar a sua máscara de oxigênio antes de ajudar alguém.

"Como pais e cuidadores, muitas vezes nos perdemos na tentativa de manter tudo em ordem", diz Megan. "Mas a verdade é que você não consegue se não estiver se cuidando. Precisamos mudar a narrativa — cuidar de si mesmo não é negligenciar os outros; é algo que permite que você cuide ainda melhor deles."

Todo mundo lida com as situações de maneira diferente, então descubra o que acalma você e renova suas energias. É assistir a um filme sozinho, ler ou meditar? Não precisa ser nada radical, mas tem que ser algo que o deixe renovado. (Veja mais sugestões no Capítulo 4.)

Isso também é crucial para ajudar os seus filhos a lidarem com os altos e baixos da vida, porque você está sendo um exemplo de como priorizar o seu bem-estar. Está dizendo a eles: "Estou cuidando de mim para poder cuidar muito bem de vocês. Estou cuidando de mim para ter energia para fazer todas as coisas divertidas que adoramos fazer juntos." Você pode até explicar para eles. Diga: "Estou muito triste agora, por isso vou tirar dez minutos e ficar sozinha para respirar fundo algumas vezes, depois vou voltar me sentindo melhor." O objetivo disso é que eles cresçam pensando: "Estou me sentindo assim hoje. Vou tirar um tempinho e fazer algo que me faça me sentir melhor." Mostrar ao seu filho que você pode processar suas emoções reservando um momento para si mesmo e voltar se sentindo renovado é algo inestimável e transformador para ele.

Dê exemplos de não ser capaz de lidar, também

Nunca vamos ser perfeitos, ainda mais em situações de muito estresse, então também precisamos dar o exemplo de que não há o menor problema em ficar chateado ou bravo, porque todos temos nossos limites e todos temos dias ruins. Seja gentil consigo mesmo. Você está passando por uma situação difícil. Tem muita coisa acontecendo. Não tem problema nenhum perder as estribeiras. Não tem problema nenhum se enganar e cometer erros. O que importa é o que você faz depois.

Quando esses momentos surgirem "peça desculpas, reconheça o que fez e valide os sentimentos que feriu", explica Megan. É simples assim: "Fiquei muito bravo e disse algumas coisas que provavelmente não devia ter dito. Desculpe. Às vezes vou errar. Essa não será a última vez, mas vou me esforçar mais na próxima, porque sei que isso deixa você triste, e isso me deixa triste também." Outra opção é dizer: "Estou me sentindo muito sobrecarregado e triste hoje por causa do papai, e isso me deixou mal-humorado, me desculpa." A boa notícia é que podemos aprender com isso, porque mostra aos seus filhos que, mesmo que errem, ainda serão amados e cuidados.

Há momentos em que sinto que estou prestes a explodir e acabo descontando nas crianças. Eu me sinto muito mal depois, mas aprendi a arte de ter responsabilidade e pedir desculpas. Digo o que aconteceu e por que, depois peço desculpas, sem acrescentar nenhum "se", "e" ou "mas". Tem sido incrível ver as meninas fazerem o mesmo quando têm um momento esquentadinhas comigo ou uma com a outra. Embora eu sinta que estrago tudo como mãe o tempo todo, esses momentos me lembram que pelo menos estou fazendo alguma coisa certa.

Também sempre lembro às meninas que é minha primeira vez sendo mãe e que os cenários e as situações que estou vivendo tanto como mãe quanto como cuidadora são novidades. Parece que eu estou improvisando tudo enquanto vou seguindo! Dessa forma, elas entendem que sou humana e não estou em nenhum pedestal, então não se decepcionam tanto comigo quando erro.

Dê algum controle aos seus filhos

Os filhos querem ter controle. Eles lutam por isso. Portanto, encontre pequenas áreas em que possam opinar dentro de limites seguros. Uma delas é perguntar para quais amigos gostariam de contar sobre o ente querido doente.

"Dê a eles um pouco de autonomia sobre quem vai saber da doença e, se quiserem, deixe que eles mesmos contem para os amigos. Você pode estar ao lado para apoiar ou pode simplesmente encenar a conversa: você faz o papel do amigo e ele conta sobre a situação", diz Megan.

Além disso, se os seus filhos não quiserem contar aos amigos, deixe claro que não há problema nisso. Basta dizer: "Se você não quiser falar sobre isso com os seus amigos por enquanto, tudo bem; quando estiver pronto, é só me avisar." Você também pode dar o controle aos seus filhos sobre...

- **O quanto eles querem saber sobre o que está acontecendo:** pergunte: *Você gostaria de saber mais sobre o tratamento do seu pai ou quer que eu te atualize apenas se algo importante acontecer?*
- **Como eles querem passar o tempo com a pessoa amada:** pergunte: *Você quer assistir a um programa ou só ficar sentado e conversar?*
- **Com quais pequenas tarefas de cuidado eles podem ajudar:** sugira que eles escolham qual cobertor a mamãe vai usar hoje ou que lanche fazer para o papai.
- **Como eles vão se expressar:** sugira que eles podem falar com você ou com um psicólogo, escrever um diário ou desenhar.

Inclua seu ente querido

Conforme Evelyn observava o progresso da doença de Bruce, ela compartilhou que gostaria de ter curtido mais o tempo que passaram juntos quando as coisas eram diferentes. Ela costuma dizer que, se soubesse o quanto o relacionamento deles ia mudar, não teria menosprezado esses momentos. Tentei ajudá-la a entender que não temos como saber o que não sabemos, e tudo bem. Só porque não percebemos como os momentos eram preciosos na época, não significa que não tenham sido super importantes. Bruce os adorava e continuam sendo boas lembranças para todos nós.

Um jeito de manter as lembranças vivas é ver fotos antigas, compartilhar histórias e criar algo a partir disso.

As meninas e eu adoramos ficar horas no meu celular vendo fotos e vídeos de quando eram mais jovens. É uma bela lembrança do nosso tempo com Bruce.

Reserve um tempo para relembrar seu ente querido com os seus filhos e convide amigos e familiares a fazerem o mesmo. Mabel adora ouvir histórias sobre o pai, e vou te contar, não há nada melhor do que uma história sobre Bruce Willis. Adoro contar histórias para as meninas e ficarmos rindo juntas depois. Bruce era uma figura, mesmo: diversão e amor purinhos.

"Selecione fotos com significado de uma época em que seu ente querido ainda era ele mesmo e crie algo, seja uma pintura, uma montagem ou um vídeo", sugere Megan. Por exemplo, crie álbuns de fotos para que essas lembranças não fiquem apenas guardadas em uma nuvem digital.

Manter o espírito e a essência do nosso ente querido vivos, de maneiras que pareçam relevantes e adequadas permite que nós e os nossos filhos mantenhamos a alegria que a pessoa amada proporcionou na nossa vida. Isso ajuda a garantir que nos lembremos de quem eram antes da doença, não só de quem se tornaram. Encontrar esse equilíbrio nos permite honrar a história completa da pessoa amada ao mesmo tempo que abrimos espaço tanto para o amor quanto para o luto.

Aqui estão outras ideias e projetos que você pode fazer com os seus filhos:

- **Caixas de recordações**: crie uma caixa de recordações cheia de itens importantes que tenham a ver com seu ente querido, como lembrancinhas preferidas, pequenos objetos ou bilhetes escrito à mão que refletem a personalidade, os hobbies e os marcos importantes da vida dele. Esse pode ser um jeito tátil para as crianças e a família se conectarem com o legado da sua pessoa amada.

- **Playlists personalizadas**: crie uma playlist de músicas preferidas do seu ente querido ou as paradas da época dele. A música tem um jeito único de nos conectar emocionalmente, o que pode ser reconfortante tanto para a sua pessoa amada quanto para os cuidadores.
- **Diários de histórias**: incentive as crianças e outros membros da família a escreverem lembranças, histórias ou momentos afetuosos que seu ente querido tenha falado ou feito. Esse diário pode ser uma recordação para várias gerações. Você também pode enviar um e-mail para amigos, familiares e até parceiros de negócios do seu ente querido para coletar as histórias que eles têm também. É uma bela maneira de celebrar a vida da pessoa amada além da doença e criar uma imagem mais completa dela e do impacto que teve.

Uma ressalva para "As crianças são muito resilientes"

Muitas vezes ouvimos que as crianças são muito resilientes, e isso já me trouxe bastante alívio. No entanto, Megan explica que, "embora as crianças sejam resilientes, a resiliência também é ensinada". Em outras palavras, as crianças aprendem a resiliência com os pais, por isso é importante ser um exemplo de como cuidar de alguém que está doente enquanto cuida de si mesmo e de como oferecer cuidados e ainda assim sair e se divertir.

"Isso ensina aos nossos filhos que não podemos evitar coisas ruins, mas podemos escolher a forma como reagimos a elas", diz Megan. "Em outras palavras, não temos escolha *se* o sofrimento existe ou não, mas *temos* escolha quanto a nossa resposta a ele. Esse é um presente que podemos oferecer aos nossos filhos: o dom da resiliência, ensinando-os a superar situações desafiadoras e assustadoras."

CUIDAR DE ALGUÉM ENQUANTO SE é pai ou mãe é difícil. Não é algo que se desejaria. Mas você está aqui, e eu espero que possa se consolar com o fato de estar ensinando aos seus filhos lições de vida que serão úteis no futuro, ajudando-os a ter resiliência, empatia e força para navegar pelos obstáculos inevitáveis da vida. E espero que todos vocês possam encontrar alguma alegria ao longo do caminho.

PERGUNTAS E RESPOSTAS COM MEGAN GRAHAM

Como mencionei, Megan foi fundamental para me ajudar a percorrer o difícil caminho de parceira cuidadora enquanto abraçava a maternidade de minhas filhas. As dicas e o conhecimento dela fizeram com que eu me sentisse menos sozinha e me permitiram me comunicar de forma mais clara com as meninas.

Quais são algumas dicas práticas que os pais podem aplicar imediatamente para ajudar os filhos a lidar com a doença de um ente querido?

- **Mantenha a rotina**. A previsibilidade gera segurança, mesmo em tempos instáveis.
- **Converse sempre com seus filhos**. Mesmo as conversas mais rápidas podem abrir uma porta para discussões mais profundas. Para crianças que sabem ler e escrever, uma caixa que fica no centro da casa, em que elas podem deixar mensagens a qualquer momento e você pode deixar respostas, talvez seja útil para aquelas que estão tendo dificuldade para se expressar verbalmente.
- **Cuide de si**. É fundamental priorizar o seu bem-estar, para que você possa continuar emocionalmente presente para o seu filho. Reserve um tempo para autocuidado — até mesmo pausas curtas podem recarregar a sua energia — e conte com a ajuda de outras pessoas. Conversar com alguém que entende pelo o que você está passando pode proporcionar um alívio emocional valioso e conselhos práticos.

Como usar brincadeiras para se comunicar e se conectar com os seus filhos durante esse período?

As crianças geralmente expressam as emoções por meio de brincadeiras. Participar da brincadeira delas vai fortalecer o vínculo entre vocês, e lhe dará uma visão de como elas estão processando a situação. Por exemplo, se estiverem brincando com bonecas ou *action figures*, podem representar cenários relacionados às mudanças que estão observando. Você pode orientar ou apoiar a brincadeira com delicadeza, introduzindo narrativas reconfortantes, como um personagem ajudando outro que é "esquecido". Envolva-se em atividades criativas, como desenhar, contar histórias ou dramatizar, que oferecem espaços seguros para as crianças expressarem sentimentos para os quais talvez ainda não tenham palavras. A brincadeira também pode ser uma pausa nas emoções pesadas, oferecendo a você e ao seu filho momentos de alegria e conexão.

Qual é a linguagem que os pais podem usar para estarem presentes para os filhos durante essa jornada?

Use metáforas ou histórias para explicar ideias complexas (por exemplo: "O remédio é como um super-herói lutando contra as células ruins no corpo do papai"). Aqui estão alguns exemplos separados por idade de desenvolvimento para crianças que têm um pai ou mãe com DFT ou doença de Alzheimer:

- **Para crianças pequenas (de 4 a 7 anos):** "Às vezes você pode ver a mamãe ficar chateada ou confusa. Isso acontece porque o cérebro está com dificuldade de entender as coisas. Não é culpa sua."
- **Para a fase intermediária da infância (8 a 12 anos):** "Às vezes você pode notar que a mamãe fica chateada ou repete as coisas. Não tem problema nenhum você se sentir frustrado ou triste com isso. É difícil, e estou aqui para conversar se quiser."

- **Para adolescentes (a partir de 13 anos):** "A mamãe tem uma doença chamada demência frontotemporal. Ela afeta o cérebro e muda a forma como ela pensa, sente e age. Não é culpa dela, e não é uma coisa que se consiga controlar."

Para refletir...

Que ideia deste capítulo você pode usar para ajudar os seus filhos?

OITO

Pedindo ajuda

É a pessoa inteligente que pede ajuda, não a fraca.

DANIEL AMEN,
médico, fundador da Amen Clinics

No processo de escrita deste livro, pedi que os especialistas me falassem seu principal conselho para os parceiros cuidadores, independentemente da área de especialização de cada um, e a resposta foi unânime: pedir ajuda. E, quando perguntei sobre o maior erro que os parceiros cuidadores cometem nessa jornada, eles disseram: não pedir essa ajuda logo no início.

Isso é algo que eu gostaria de ter sabido antes. Na verdade, eu queria ter sabido que era permitido pedir ajuda e que eu não era um fracasso por precisar disso. A ideia de que devemos ser sempre fortes e autossuficientes foi enraizada em nós pela sociedade, especialmente nas mulheres. Nesse processo, perdemos a ideia de comunidade verdadeira e apoio compartilhado. Pedir ajuda pode parecer que falhamos como cuidadores ou que estamos admitindo uma fraqueza, quando, na verdade, é um sinal de sabedoria e força.

A verdade nua e crua é a seguinte: não conseguimos cuidar sozinhos, e ninguém deveria presumir que temos que fazer isso. A maioria de nós assume esse papel sem nenhum conhecimento médico, simplesmente aprendemos na prática. E, em algum momento, as necessidades médicas do seu ente querido podem ultrapassar aquilo com que você se sente preparado ou confiante o suficiente para lidar, ou sua casa pode não estar bem adaptada a essas necessidades. Nesses casos, pedir ajuda é essencial, seja a familiares e amigos, serviços formais de cuidadores, um programa diário na sua região, uma moradia assistida para cuidados com a memória ou uma instalação de enfermagem qualificada, entre outras opções. Você deve chamar pessoas para lhe dar apoio.

Agora, você pode estar negando com a cabeça ou pensando: *Eu sou o parceiro/filho/cônjuge/qualquer outra coisa da pessoa amada. Sou eu que devo fazer tudo* ou *Ninguém consegue cuidar dele como eu* ou *O meu ente querido não vai se adaptar a outra pessoa. Preciso proteger a dignidade da pessoa amada.* Eu sei disso porque tive todos esses pensamentos e relutei por muito, *muito* tempo até pedir ajuda.

"Os cuidadores passam muitos meses ou anos administrando medicamentos, terapias e intervenções diárias e entendem essas rotinas nos mínimos detalhes. Eles conhecem as preferências e o humor de seus entes queridos e sabem intervir se estiverem tendo um dia ruim ou uma dificuldade inesperada", diz o Dr. Sadeghi. "Como se tornaram especialistas nesse cuidado, não acreditam que alguém possa oferecê-lo no mesmo nível."

Eu era exatamente assim. Entendi tudo com perfeição e sentia que era meu dever como mulher do Bruce fazer tudo. Eu estava convencida de que ninguém o conhecia nem conseguia cuidar melhor dele. Além disso, tenho muito orgulho de ser a parceira cuidadora dele. Para mim, não se trata apenas de atender às suas necessidades físicas, trata-se de estar presente de um jeito que reflita o amor e o compromisso que construímos ao longo dos anos. Trata-se de honrar a vida que compartilhamos, o homem que ele foi e a família que criamos. Existe algo profundo e significativo em ser a pessoa em quem ele confia, mesmo que isso me desafie de um jeito que eu nunca imaginei. É um privilégio testemunhar os momentos de clareza, a força silenciosa e o jeito único como ele ainda expressa seu amor por nós. Cuidar dele me ensinou paciência, resiliência e o verdadeiro significado de amor incondicional. E, em meio a tudo isso, ele enfrentou a doença com a força e a coragem do durão que sempre foi.

No entanto, com tudo isso, eu não seria humana se não dissesse que é extremamente difícil e traumático e que eu precisei de ajuda. Eu estava me virando com todos os cuidados necessários, mas era a principal responsável pelas nossas filhas. Eu também estava diligentemente tentando proteger a nossa privacidade, então era difícil confiar e deixar alguém entrar na nossa casa. Mas o que eu não percebi foi que outra pessoa pode aprender, e as pessoas podem ser confiáveis, podem conhecer a pessoa amada, e a pessoa amada pode se adaptar a elas. Só requer um pouco de paciência, tempo, tentativa e erro.

Acabei levantando a mão e pedindo ajuda. Foi uma decisão difícil e algo que me deixou muito constrangida no início, mas agora estou em paz com isso, porque vejo como fez bem para a nossa família e nos salvou de várias maneiras. Sou profundamente grata a alguém próximo a essa situação, alguém em quem eu confiava, que me deu "permissão" para pedir ajuda, uma permissão de que eu nem percebi que precisava. Essa pessoa me garantiu que estava tudo bem, que eu não era uma pessoa má nem estava fracassando ao admitir que logo estaria no meu limite.

Estou compartilhando essa parte da minha história, em toda a sua vulnerabilidade, caso isso o ajude a se sentir menos sozinho e lhe dê coragem para buscar a ajuda de que você precisa e merece. E, se você for como eu e sentir que precisa que alguém lhe dê permissão para obter ajuda, eu serei essa pessoa.

CRIE UMA PASTA MÉDICA

É importante que você não seja a *única* pessoa atualizada sobre as informações médicas do seu ente querido. Eu me lembro de encher o organizador de comprimidos de Bruce e pensar que era um pouco assustador eu ser a única que conhecia a rotina dos remédios que ele tomava. Na verdade, eu era a única que sabia a maior parte das informações médicas, como especialistas, consultas, seguros etc. Na época, não percebi que devia compartilhar isso com outras pessoas, caso acontecesse alguma coisa comigo. A dura verdade é que a vida pode nos surpreender. É sério, assustador e desagradável pensar nisso, mas é uma realidade. Portanto, anote as informações médicas da pessoa amada e

> as entregue a outra pessoa — um membro da família, um amigo, outro cuidador. Sugiro criar uma pasta — digital ou impressa — na qual você compila todas as informações relacionadas à condição da pessoa amada, incluindo a agenda, os nomes e as doses dos medicamentos, farmácias, seguros, os nomes e números de telefone dos médicos e relatórios de exames ou consultas anteriores. Em seguida, dê a outra pessoa acesso a essa pasta.

Montando sua equipe de cuidados

— Emma, você não tem ninguém na sua casa à noite? — perguntou a neurologista de Bruce em uma consulta.

— Não — respondi. Era algo em que eu nunca tinha pensado.

— Bem, quer saber? Está na hora de ter — disse ela. — Você tem escadas e outras coisas que podem afetar a segurança do Bruce e da sua família. Além do mais, *você* precisa dormir um pouco. Isso não é saudável.

— Não — comentei, balançando a cabeça. — Ter alguém em casa à noite é muito complicado para nós.

— Você vai se acostumar — insistiu ela. — Lembre que essa doença é progressiva e, quanto mais cedo você chamar alguém, melhor será para todos.

Suspirei.

— Você tem sorte por ter os recursos para contratar alguém — acrescentou ela. — Você não pode fazer isso sozinha. E não precisa.

Não era a primeira vez que eu ouvia que precisava obter ajuda nos cuidados, embora ninguém tivesse mencionado uma ajuda noturna. Todos os médicos com quem conversei me disseram algo parecido, porque sabiam o peso e as complicações que a DFT trazia e o que eu estava vivendo, o quanto estava assumindo enquanto criava as nossas filhas pequenas e o que estava por vir. No entanto, não importava quantas vezes ouvisse isso, eu recusava. Quer dizer, até o nosso neurologista explicar que estávamos nos aproximando de um nível que não era seguro para Bruce, para as nossas filhas pequenas e para mim. Essa foi a verdadeira chamada de que eu precisava.

Apresentando a pessoa de apoio

Quando você contratar uma pessoa de apoio pela primeira vez, apresente-a ao seu ente querido como um ajudante, alguém que vai cuidar de algumas tarefas, como dirigir ou "dar uma mãozinha". Essa abordagem pode fazer com que a transição seja mais tranquila para todos os envolvidos. Para mim, com o nosso privilégio, chamei o novo cuidador de "assistente", e Bruce, sempre querendo garantir que eu tivesse apoio, concordou sem hesitar. Na verdade, ele até pareceu gostar de ter mais ajuda, o que facilitou tudo logo no início.

Se você acha que o seu ente querido pode estar apreensivo ou sabe que pode haver alguma resistência, aqui estão outras maneiras de formular a questão. E lembre-se: isso é para que *você* possa ter um pouco de alívio e possa continuar sendo o melhor parceiro cuidador possível. Você pode dizer ao seu ente querido que a nova pessoa é:

- **Ajudante do lar**: "Essa pessoa vai ajudar na casa com coisas que nem sempre consigo resolver." Ou "Essa pessoa está aqui para tornar a vida um pouco mais fácil para nós dois".
- **Amigo ou acompanhante**: "Essa pessoa pode fazer companhia para você quando eu estiver ocupada ou resolvendo coisas na rua." Ou "Achei que seria bom ter alguém por perto para conversar ou ver um programa de televisão juntos".
- **Apoio para você**: "Essa pessoa vai me ajudar a cuidar de tudo em casa para que eu possa me concentrar mais em nós." Ou "Essa pessoa vai me ajudar a administrar o dia a dia para que possamos passar mais tempo de qualidade juntos."

Algumas pessoas não gostam de dizer essas coisas porque acham que estão mentindo. Mas, como explica a especialista em cuidados de demência Teepa Snow: "Há uma diferença entre dizer a verdade, toda a verdade e nada mais que a verdade — o que poderia ser algo que a pessoa não consegue aceitar nem entender — e dizer a verdade que está dentro dos limites da exatidão."

Uma mentirinha seria dizer: "A pessoa que está entrando só vai nos visitar hoje, depois você nunca mais vai ter que vê-la". Mas a verdade é que você *está* contratando a pessoa pelos motivos citados — como ajudante do lar, apoio para você ou acompanhante, porque não consegue mais fazer tudo sozinho.

"Isso é exato. Mas dizer em voz alta ao seu ente querido: 'O motivo para eu contratar essa pessoa é que você não é mais competente' seria cruel e não ajudaria nenhum de vocês", acrescenta Teepa.

Abandonando a perfeição

Bem, eu entendo que pedir ajuda pode parecer uma grande mudança. O desafio é o seguinte: às vezes, a DFT ou outras formas de demência podem gerar momentos de agitação ou frustração. Ver a pessoa que você ama angustiada pode ser tão perturbador que seu instinto imediato é se aproximar e acalmar as coisas.

Mas agir rápido demais não dá ao cuidador formal, amigo ou familiar a oportunidade de aprender a se conectar com o seu ente querido e encontrar o próprio ritmo. Aprendi isso da maneira mais difícil. Toda vez que eu intervinha em alguma coisa — porque estava programada para isso — recomeçava o processo sem querer, deixando todo mundo frustrado. Eu me perdoo porque tínhamos filhas pequenas em casa e eu queria fazer o melhor para manter as coisas o mais niveladas e estáveis possível para elas. É como uma dança mesmo e, de início, pode parecer que todos estão pisando nos pés um do outro.

Olhando para trás, percebi que, como eu disse antes, paciência e um pouco de coragem são essenciais. Ao se permitir superar a curva de aprendizado, respirar fundo algumas vezes e abandonar o perfeccionismo, você vai ver que a pessoa de apoio que você levou para o seu ente querido vai acabar encontrando o próprio ritmo e, quando isso acontecer, vai gerar um tremendo alívio.

Redefinindo a casa

Conforme a doença de Bruce progredia, os médicos e especialistas me deram uma ideia de como seria o futuro. Também estava claro para mim. Eu queria preservar muita coisa pelo Bruce e pelas meninas, mas as distrações que eu estava criando para elas só iam ficar mais difíceis de manter com o passar do tempo. Embora não possamos proteger os filhos de tudo na vida, há certas coisas das quais devemos protegê-los se estiver sob o nosso controle, e isso era algo que estava sob o meu controle pela primeira vez. Eu ficava voltando à ideia de *O que Bruce gostaria que eu fizesse? Como ele gostaria que eu lidasse com essa situação? O que eu gostaria que Bruce fizesse se isso acontecesse COMIGO?* Conhecer os valores e o sistema de crenças do seu ente querido facilita a tomada de decisões difíceis, mesmo quando são inimagináveis e difíceis de entender.

A verdade era que o dia a dia de Mabel e de Evelyn estava virado de cabeça para baixo. Por exemplo, com a DFT e outras formas de demência, algumas pessoas se tornam mais sensíveis a ruídos, o que pode causar distração, confusão e agitação. Então, fiz com que todo mundo andasse na ponta dos pés pela casa para mantê-la o mais calma e serena possível. Isso significava que os encontros para brincar em casa ficariam no passado e festas do pijama nem seriam uma opção. Era como se tivesse colocado uma focinheira nas nossas filhas, e achei que estava começando a isolá-las da própria vida. Mas, quando pensei no quanto Bruce adorava ser barulhento, louco e divertido com as meninas, na música dele estourando nos alto-falantes, percebi que estava criando um ambiente que ele nunca ia querer e, com isso, me senti péssima por todos nós. Eu conheço os valores dele, o que é importante, e sei que as cinco filhas sempre vinham em primeiro lugar. Qualquer pessoa que conheça Bruce sabe que o amor pelas filhas era inabalável e que ele se importava demais com a felicidade e o bem-estar delas. Na verdade, você nem precisa conhecer Bruce para entender que ele é um homem de família, que queria o melhor para a Mabel e a Evelyn e uma casa onde elas pudessem ser crianças. Na época, esse não era o caso, e não estava beneficiando ninguém. Nossa casa se tornou um lugar onde ninguém estava se desenvolvendo. Eu sabia que precisava encontrar um equilíbrio e um ajuste melhores para todos nós, honrando o que Bruce teria desejado enquanto protegia as meninas do estresse desnecessário.

Decidi que era do interesse da família encontrar uma segunda casa perto da nossa, onde Bruce pudesse morar com o apoio e o conforto adequados de que precisava.

Colocar Bruce para morar na segunda casa da nossa família não foi uma decisão fácil. Na verdade, foi a mais difícil que tive que tomar até então nesta jornada, contar às nossas filhas foi complicado. Mas eu estava sendo sincera com elas em todas as etapas, e aquele momento não foi exceção.

"Chegamos a um ponto na doença do papai em que o cuidado que ele exige está mudando. Tem que ser mais adaptado a todas as necessidades dele", falei para elas. "E vocês deviam estar em uma casa mais adaptada às necessidades de *vocês* agora."

"Além disso, o papai ia gostar que vocês tivessem encontros para brincar, festas do pijama e mais liberdade do que têm conseguido ter aqui. Ele ficaria muito feliz com isso", acrescentei.

Garanti a elas que o local onde Bruce ia morar também seria nossa segunda casa, um lugar onde elas deixariam objetos pessoais, como brinquedos, materiais de artesanato, maiôs, pijamas e jogos, e que poderíamos ficar com ele sempre que quisessem. Mesmo elas tendo vivido com a doença dele por tanto tempo a ponto de entenderem, e mesmo essa decisão garantindo o bem-estar e a segurança geral de Bruce e permitindo que as nossas filhas pequenas se desenvolvam, foi um momento de tensão e doloroso para nós. Na verdade, ainda é doloroso para mim. Afinal, estamos falando do meu marido, e deixá-lo em outra casa não era parte do futuro que tínhamos traçado juntos. É impossível sonhar essas coisas.

Eu fiquei matutando, decidindo se ia compartilhar ou não essa parte da minha jornada. A culpa e a vergonha pesaram muito sobre mim e tive que trabalhar essas emoções. Mas passei a acreditar que dividir essa informação serve a um propósito maior: lembrar aos cuidadores que o amor não é medido pelo local onde o cuidado acontece, mas pelo cuidado em si. As necessidades de cada família são diferentes, e não existe um único "jeito certo" de fazer isso. Se alguma parte da nossa história puder ajudar outra pessoa a encarar a sua própria, vale a pena compartilhar. As lições que aprendi nesta experiência parecem importantes de passar adiante, e espero que, ao me abrir, isso ressoe com você ou lhe traga tranquilidade em relação às suas próprias escolhas.

Serei julgada? Muito provavelmente. Ainda mais pelas pessoas que têm apenas opiniões, e nenhuma experiência real com a DFT, muito menos enquanto criam filhos ao mesmo tempo. Infelizmente, o julgamento parece pertencer ao terreno do cuidado, e é exatamente por isso que eu me sinto compelida a compartilhar. Vou me voluntariar à linha de frente. Está na hora de mudar essas narrativas e esses julgamentos, quer venham daqueles que nunca estiveram no nosso lugar ou daqueles que já estiveram. E, se a história da nossa família vai ser compartilhada, prefiro que venha de mim, de uma forma verdadeira e autêntica, do que correr o risco de deixar que outros criem uma narrativa prejudicial e imprecisa.

Não tem sido fácil, e a verdade é que eu adoraria voltar à antiga vida com o meu marido e as minhas filhas, antes da DFT. Mas isso não está no nosso destino, e nos habituamos à vida atual com o tempo. Agora eu fico tranquila por saber, sem dúvida, que era o que Bruce ia querer. Independentemente disso, continuo sendo a principal cuidadora; nossa segunda casa é acolhedora e segura e me permite continuar oferecendo a ele o melhor cuidado possível enquanto a nossa casa principal me permite dar às nossas meninas o foco e a atenção que elas merecem.

Sim, reconheço totalmente o privilégio que isso representa. É o "máximo" que poderia e deveria ser. Embora essa não seja a forma como imaginei a aposentadoria de Bruce ou a nossa vida, isso me permitiu oferecer a ele o melhor cuidado possível, um cuidado que ele trabalhou para garantir. Eu me sinto bem por saber que consegui implementar esse sistema de apoio. Na minha cabeça, consigo ouvi-lo dizendo: "Não economize, Emma!". Felizmente, vi o impacto positivo que esse novo ambiente teve sobre ele e o bem que proporcionou para todos nós como família.

Quando decidi compartilhar isso, pensei em um artigo no *The New York Times* que minha amiga Patti Davis escreveu sobre Sandra Day O'Connor, a primeira mulher na Suprema Corte, quando O'Connor faleceu em 2023. O marido dela, John, teve doença de Alzheimer, e o artigo falava sobre como O'Connor tinha sido corajosa e altruísta ao compartilhar abertamente a decisão de colocar John em uma instituição de cuidado para pessoas com distúrbios de memória. Isso foi no início dos anos 2000, quando poucas pessoas estavam discutindo a doença de Alzheimer ou a demência, e as que estavam faziam isso de maneira discreta. Além do mais, a ideia de reconhecer publicamente a necessidade de colocar um ente querido sob cuidados era quase inédita. Só posso imaginar a reação do público.

A opinião de Patti sobre essa decisão foi profunda para mim, e eu a levei muito a sério. Ela escreveu: "Eu admirei muito a franqueza de Sandra Day O'Connor e imaginei as milhares de pessoas em situações semelhantes que sentiam gratidão por alguém estar iluminando um dilema que tantos sofrem nas sombras."

Quando li isso, pensei em como ainda há tanto julgamento e estigma quanto à decisão de colocar seu ente querido em uma moradia assistida para pessoas com distúrbios de memória ou uma instalação de enfermagem qualificada que oferece cuidados seguros e adequados para ele e para você. Entretanto, às vezes, o que é necessário para a pessoa amada vai além das suas capacidades como parceiro cuidador. E, mesmo assim, isso não significa que você a ame menos. Na verdade, não sei se há algo mais amoroso do que garantir que a pessoa amada tenha a atenção certa e que suas necessidades sejam atendidas cem por cento do tempo. Por exemplo, embora Bruce possa não estar em um centro especializado em memória, conseguimos oferecer um ambiente acolhedor e atencioso completamente adaptado às necessidades dele. E não há sensação melhor do que essa.

Dar e permitir que as meninas tenham algum espaço longe de Bruce também ajuda a prepará-las para a morte dele. Eu sei que isso parece muito sombrio e chocante, mas essa é a dura realidade do mundo que preciso desbravar para continuar a proteger as nossas meninas da melhor maneira possível. (E, não, eu não tenho um cronograma específico para isso. Mas o que aprendi é que as pessoas com DFT têm uma expectativa de vida média de sete a 13 anos após o início dos sintomas.) A DFT é horrível, mas lhe dá um pouco de tempo para poder planejar e organizar sua vida. Acho que se acostumar a ter apenas nós três em casa vai diminuir o choque para Mabel e Evelyn quando o inevitável vier. Até que haja uma cura, essa doença sempre vai vencer.

Como você sabe que é hora de buscar ajuda e que tipo de ajuda?

Arlene Schollaert é diretora de serviços familiares da Amazing Place em Houston, uma organização sem fins lucrativos com a missão de capacitar as famílias que enfrentam os desafios da demência e da doença de Alzheimer e promover a saúde cerebral de todos. Na opinião dela, pode ser difícil saber quando contratar cuidados domiciliares ou mudar a pessoa amada para uma moradia assistida ou uma comunidade de cuidados com a memória. O parceiro cuidador deve tomar essa decisão quando sua capacidade de cuidar da pessoa amada sozinha não for mais sustentável.

Dito isso, nem sempre é fácil reconhecer esse momento. Quando o seu ente querido começa a apresentar sintomas mais graves, você pode se sentir tão sobrecarregado que talvez não veja todas as variáveis. O estresse e a preocupação podem desanimá-lo, se infiltrar em tudo que você faz, desde cuidar e ser pai ou mãe até simplesmente existir. Você pode perceber que fica facilmente frustrado com a pessoa amada e estressado com os filhos, familiares e amigos. Você pode se sentir exausto, mal-humorado e tenso ou perceber que sua própria saúde está em declínio e pode ser difícil imaginar como seguir em frente. É isso que Teepa quer dizer quando explica que, sem apoio, você vai acabar se perdendo tanto quanto perde a outra pessoa.

"A sua diversão vai desaparecer. O seu prazer de estar vivo vai desaparecer. Sua sensação de ter um propósito e ser valioso vai desaparecer. E você vai ficar arrasado", diz ela. "E isso *não* é necessário para esse trabalho. Então você tem que deixar de lado o que não pode mais ter, que é essa independência para oferecer cuidados sozinho. É necessário estender a mão e pedir ajuda. Isso é uma realidade. Não tem como contornar."

Se você estiver inseguro em relação à necessidade de pedir ajuda, Arlene sugere fazer a si mesmo as seguintes perguntas, que vão oferecer um retrato de quanto apoio a pessoa amada precisa no momento e da sua capacidade de continuar administrando sozinho todas essas necessidades:

- Se a pessoa amada estivesse sozinha na casa e houvesse um incêndio, ela saberia como sair dali sem ajuda?

- Quais são as tarefas que você faz para a pessoa amada que ela mesma costumava fazer? Faça uma lista, porque você pode não perceber o quanto está fazendo até ver tudo anotado.
- Você consegue dormir sete ou oito horas por noite?
- Você abandonou todas ou muitas das suas atividades porque simplesmente não tem tempo?
- Você perdeu as suas conexões com familiares e amigos?

Aqui estão algumas perguntas minhas que também sugiro que você faça a si mesmo:

- Quando foi a última vez que você foi a uma consulta médica ou a um compromisso pessoal seu?
- Você se sente física ou emocionalmente exausto na maioria dos dias?
- Você sentiu algum ressentimento ou esgotamento no papel de cuidador?
- Se acontecer alguma coisa com você, alguém pode substituí-lo e cuidar do seu ente querido?
- Você se sente sobrecarregado administrando medicamentos ou consultas médicas?
- Seu ente querido está mostrando sinais de precisar de mais supervisão do que você pode oferecer sozinho?
- Você notou mudanças na sua própria saúde desde que se tornou cuidador?
- A dinâmica familiar está criando tensão em relação às responsabilidades com os cuidados?

Em última análise, você está fazendo o melhor que pode. Como Arlene explica: "Foi a doença que levou você a esse ponto de precisar de mais apoio. Não foi a sua falta de amor e de carinho. É a progressão da doença. É *por causa* do amor e do carinho que você está fazendo isso. É por você, pela sua família e pela pessoa que está doente". Lembre-se disso.

"Você não pode fazer boas escolhas para ninguém quando seu cérebro está frito, você está esgotado, está exausto e não é mais você mesmo. Você precisa de uma pausa e de espaço."

TEEPA SNOW,
especialista em cuidados de demência, consultora associada da Escola de Enfermagem da Duke University e fundadora da Positive Approach to Care

---

Pensando nos preços altos

Antes de continuar falando sobre pedir ajuda, preciso reconhecer o alto custo de contratar cuidados de saúde domiciliares e de recorrer a uma instituição de cuidado para pessoas com distúrbios de memória e instalações de enfermagem qualificadas. É desanimador ver o quanto esse tipo de suporte é caro e inacessível para tantas famílias.

"As pessoas, muitas vezes, ficam restritas a escolhas com base nas próprias finanças, o que isso é doloroso. Não estamos, neste país [nos Estados Unidos], no nível necessário para que as pessoas recebam o suporte de que precisam", diz Lauren Miller Rogen, roteirista, diretora, produtora e cofundadora com seu marido, o ator Seth Rogen, da Hilarity for Charity, uma organização nacional sem fins lucrativos com a missão de cuidar de famílias afetadas por ela, criar a próxima geração de ativistas pela doença de Alzheimer e ser líder em pesquisas e educação em saúde cerebral. "Você deveria ter o direito de escolher como quer cuidar do seu ente querido, seja na sua casa ou em um local administrado por profissionais." Não tem como contornar: o custo dos cuidados, especialmente os cuidados fora da sua casa, pode ser astronômico. É um dos principais motivos pelos quais as pessoas não conseguem ajuda.

"As pessoas têm medo do custo elevado desse tipo de atendimento, então evitam se planejar. Mas isso não faz com que os custos desapareçam, e muitas vezes é possível planejar para torná-lo viável", explica Katie Brandt, da Unidade de Transtornos Frontotemporais do

Massachusetts General Hospital, que sugere encontrar um advogado experiente e especializado no assunto. Compartilhe seus valores e converse sobre planejamento financeiro. Esses advogados normalmente são especialistas em planejamento sucessório, testamentos e fundos fiduciários e podem ajudar você a encontrar um caminho para obter ajuda. Ligue e pergunte: "Você já ajudou outras famílias a fazerem um planejamento financeiro e de cuidados avançados depois de um diagnóstico de demência?" É importante escolher alguém especializado nisso.

Se você não tiver recursos para contratar ajuda, talvez precise ser criativo para montar um sistema de apoio. Converse com familiares, amigos e pessoas da sua comunidade; entre em contato com grupos de voluntários que oferecem serviços de acompanhante, com o assistente social ou enfermeiro no consultório do seu neurologista, e com organizações equivalentes a Alzheimer's Association em seu país ou outras instituições que auxiliam pessoas debilitadas ou idosas. Para os entes queridos que estavam nas forças armadas, os cuidadores às vezes conseguem obter ajuda por meio do próprio sistema de saúde deles.

Você não está fracassando com a pessoa amada

Um dos maiores motivos pelos quais os parceiros cuidadores resistem a tirar os entes queridos de casa é a culpa. Achamos que isso significa que fracassamos com a pessoa amada ou que não estamos fazendo o que ela queria, afinal fizemos uma promessa um ao outro.

"Às vezes, a pessoa de quem você está cuidando já esteve envolvida no cuidado de outro parente, como um avô ou o próprio pai ou mãe, e na época ela disse a você: 'Eu nunca quero ficar assim. Nunca me coloque em uma casa de repouso'", explica Katie. "Mas o que o seu ente querido estava *realmente* dizendo era: 'Não me abandone. Não me deixe sozinho. Não se esqueça de mim'. Ele quer saber que você vai estar presente." Para mim, enxergar a situação por essa perspectiva me deu uma noção mais profunda de compaixão e clareza.

Outra coisa a considerar é que a pessoa amada podia ser pequena quando visitou um parente em uma casa de repouso e pode ter uma memória negativa dessa visita. Eu sei que, quando era pequena, ouvíamos histórias de terror sobre esses tipos de casas. Mas muita coisa mudou com as instalações de enfermagem qualificadas nas últimas décadas. É possível que, quando o seu ente querido expressou esse desejo de permanecer em casa, vocês dois estivessem com boa saúde e não tivessem previsto o nível de cuidado que poderia ser necessário em algum momento. Você provavelmente não imaginava que um dos dois teria que lidar com coisas como ajudar com banhos, lidar com a incontinência ou apoiar fisicamente o outro. Mesmo que você tenha feito essa promessa no início da jornada de cuidados, você ou o seu ente querido não tinham como saber até que ponto isso seria desafiador.

Quando sentir essa culpa (ou se senti-la), lembre-se dos conselhos que muitos especialistas compartilharam comigo: às vezes essa promessa simplesmente não pode ser cumprida. Você não a está quebrando por falta de amor e cuidado; na verdade, é justamente o oposto, você falha porque ama e se importa. Você está fazendo um dos trabalhos mais difíceis do mundo, então escolha se erguer ao invés de se derrubar.

Sabendo o que eu sei agora, criei um plano de cuidados detalhado e judicialmente documentado para garantir que as minhas filhas e os outros adultos da minha vida entendam o tipo de cuidado que eu gostaria de receber se, Deus me livre, um dia eu não puder tomar essas decisões por conta própria. Ninguém gosta de pensar nessas situações e planejá-las, mas é importante e parece a coisa certa e amorosa a fazer, ainda mais se isso puder tirar o fardo e a difícil tomada de decisões dos ombros dos seus entes queridos.

O julgamento acompanha o plano de cuidados — embora não devesse

Já vimos que infelizmente há muito julgamento quando somos parceiros cuidadores, tanto dentro como fora da comunidade. Muitas vezes, quando uma pessoa muda o ente querido de casa, as pessoas dizem algo como: "Eu jamais faria isso."

Se você ouvir comentários semelhantes, lembre que, a pessoa que está julgando se coloque no seu lugar de cuidador de alguém com demência, ela não vai conseguir entender as inúmeras tarefas que você administra ou as necessidades que não são atendidas, tanto suas quanto do seu ente querido. Mesmo que as pessoas que dão essas opiniões também sejam cuidadoras, a realidade é que as experiências são exclusivas para as situações delas, assim como as suas são para você. A demência se manifesta de maneira diferente em cada pessoa e em cada lar. Todo plano de cuidados é diferente, e a jornada de cada pessoa é só dela.

"Normalmente, quando as pessoas fazem comentários críticos, não tem nada a ver com você, mas com elas e as suas emoções ou experiências", explica Katie. Ela sugere que você convide a pessoa que o criticou para visitar a sua pessoa amada enquanto ela estiver envolvida com o novo serviço ou suporte, de modo que a pessoa que criticou possa ver os benefícios. Outra opção é trabalhar com seu profissional de saúde mental para decidir até que ponto você precisa e quer se envolver com pessoas que julgam as suas escolhas. Você não pode mudar a mente dos outros, mas pode construir uma força dentro de si para impedir que os comentários o atinjam e ficar mais resistente a eles.

Eu sei que é difícil. Também tenho trabalhado nisso. Uma coisa que me ajudou foi algo chamado de teoria *Let Them*, que aprendi com Mel Robbins, especialista de renome mundial em mentalidade, motivação e mudança de comportamento, apresentadora do *The Mel Robbins Podcast* e autora de *Deixa pra lá: A teoria Let Them*.

"A teoria *Let Them* fala de liberdade. Três palavras simples — *Deixa pra lá* — que libertam você do fardo de tentar administrar e agradar outras pessoas", explica Robbins. "Não importa o que aconteça ao seu redor, é você que decide como isso vai afetá-lo. Você decide se o comentário de um ente querido vai destruir a sua autoestima ou vai ser ignorado. É simples assim. Você tem o poder." É um trabalho constante, mas "Deixa pra lá" é um dos mantras silenciosos que repito para mim mesma quando sinto que estou sendo julgada.

Nesse sentido, acredito que a sociedade pode melhorar ao não julgar os outros quando os planos de cuidados deles não se alinham com os seus. Precisamos mudar nossa mentalidade para valorizar os parceiros cuidadores ao invés de desvalorizar uns aos outros e ver o cuidado como uma competição. Esse é um dos motivos pelos quais eu me sinto tão confiante em compartilhar essa parte pessoal da nossa jornada. A minha intenção é colocar uma luz sobre todos os diferentes aspectos do cuidado que as pessoas muitas vezes sentem que precisam deixar no escuro. Espero que, ao fazer isso, outros parceiros cuidadores não precisem sentir vergonha, culpa ou mais isolamento ainda por decisões que são muito pessoais para cada família. E, se alguém tiver dificuldade com isso, entregue este livro a essa pessoa.

Por que buscar ajuda pode ajudar todo mundo

A decisão de buscar apoio é difícil, mas essencial nessa jornada. Não podemos fazer isso sozinhos. Caso contrário, simplesmente vamos nos esgotar, e os nossos entes queridos podem não receber os cuidados de que precisam conforme a doença progride. Mas existem alguns outros benefícios de buscar ajuda, e alguns deles podem surpreendê-lo.

Você pode voltar a ser você

Um benefício de obter ajuda, quer leve essa ajuda para a sua casa ou mude a pessoa amada para um ambiente comunitário, é a capacidade de voltar ao seu papel original na vida da pessoa amada.

"Há tantas coisas que você pode terceirizar — lavanderia, administração de medicamentos, dirigir ou preparar refeições; o que você *não pode* terceirizar é ser cônjuge, filho, irmão, parceiro ou amigo do seu ente querido. Esse dom e essa presença são exclusividade sua na vida dele", explica Katie. "Ninguém mais pode ficar sentado com o seu ente querido, segurar a mão dele, ouvir juntos a música do seu casamento e olhar as fotos da família. Ter uma pessoa para fazer as outras partes do cuidado aumenta a sua energia emocional para estar presente para a pessoa amada no seu papel exclusivo."

"Chame outras pessoas para realizar as tarefas mais fáceis e se guarde para os lugares críticos e os momentos especiais em que ninguém vai ser tão bom quanto você", acrescenta Teepa.

Isso é algo que eu nem sempre entendi. No início desse processo, antes de eu começar a procurar cuidadores profissionais, Sara M., que faz parte da equipe médica de Bruce, me disse: "Emma, queremos que você volte a ser a mulher do Bruce." *Mulher do Bruce?*, pensei. *Eu sou a mulher dele*. Tudo estava tão misturado para mim naquela época que eu não conseguia nem entender o que ela queria dizer. Até que comecei a obter ajuda e apoio.

Antes disso, eu estava tão estressada e ocupada que nunca conseguia ficar sentada com Bruce e de fato estar presente. Em vez disso, estava sempre subindo e descendo, pensando em todas as coisas que precisava fazer e no limite. Ele sentia o meu estresse. Como mencionei, o Dr. Sadeghi me explicou que as pessoas ao seu redor estão conectadas e são afetadas pelo seu wi-fi, ou seja, a energia que você projeta, mesmo quando não está interagindo diretamente com elas. Meu wi-fi não estava só irregular — estava apoiado em uma conexão ruim! Assim que consegui ajuda, o sinal finalmente começou a se fortalecer.

Agora entendo o que Sara quis dizer. Posso ser esposa de Bruce de novo, e eu nunca recebi um presente maior do que esse.

Outro dia, Bruce e eu ficamos sentados no pátio da nossa segunda casa, observando as meninas nadarem e rirem na piscina. Enquanto estávamos de mãos dadas, Bruce murmurou a música de Frank Sinatra que estava tocando ao fundo. Por um instante, foi uma pitadinha de normalidade, algo de que precisávamos muito.

Levei um tempo para ver as coisas dessa maneira e reformulá-las, em vez de me sentir culpada. Mas agora eu realmente consigo aproveitar nosso tempo fugaz juntos, e não existe preço para o que a nossa equipe de atendimento proporciona. Sou eternamente grata por poder voltar a curtir Bruce como esposa e por nossas filhas terem a mãe de volta.

Isso aproxima o seu círculo íntimo

Como acredito que você já saiba, faço coisas demais e não sou boa em delegar. No entanto, como eu assumia tudo, provavelmente nunca dei a ninguém a chance de ajudar. O que aprendi com a minha psicóloga, Kathleen, é que, quando você toma para si grande parte da responsabilidade, indica aos outros que eles não precisam fazer nada mais. Sua mensagem alta e clara é de que está tudo sob controle. Confie em mim, *não* é isso que você quer transmitir como cuidadora. Em vez disso, é importante delegar para que outras pessoas tenham as próprias funções. Isso lhes dá a chance de se sentirem úteis e demonstrarem amor pela sua pessoa amada do jeito delas e, como resultado, você vai ficar menos esgotado e ressentido.

Dessa maneira, não sou a única que pode curtir Bruce novamente desde que ele se mudou para a nossa segunda casa. Agora, o círculo íntimo dele tem a liberdade de estar presente e também fazer parte desses cuidados. Antes, eu achava que era a única que podia fazer alguma coisa por ele (já mencionei isso?) e não queria sobrecarregar ninguém. Além disso, tenho certeza de que o meu estresse e a minha ansiedade não tinham um tom muito convidativo, fazendo com que a nossa casa não parecesse um lugar que outras pessoas pudessem visitar e onde pudessem ajudar e se sentir à vontade com isso. Essa segunda casa permitiu que amigos e familiares tivessem mais oportunidades de fazer parte da vida e dos cuidados de Bruce e continuassem a criar lembranças especiais com ele sem serem microgerenciadas por mim.

Por exemplo, vários amigos dele o visitam semanalmente, e eu sei que isso é muito importante para todos. Para mim também é. Eles levam sanduíches e assistem ao jogo que estiver passando na TV. Ou ficam sentados lá, contam histórias e enchem a casa de amor e risadas. "Nosso clube de garotos está ativo", me disse recentemente o amigo dele, Stephen. Bruce sempre foi um cara com muitos amigos, e não havia nada mais importante para ele do que seus relacionamentos. O fato de essas amizades poderem continuar dessa maneira é exatamente o que ele ia querer. Adoro que os amigos não tenham se afastado por causa da saúde de Bruce; ao invés disso, se aproximaram ainda mais.

Se a sua pessoa amada se mudar para uma instituição de cuidado para pessoas com distúrbios de memória, pode acontecer o mesmo com você. Isso permite que os amigos e familiares da sua pessoa amada participem dos cuidados dela. Podem visitar livremente e criar as próprias tradições sem que você tenha que ser o porteiro e o organizador. Também permite que você faça uma pausa. Saber que a família ou os amigos estão passando tempo com a pessoa amada em determinado dia pode lhe dar o espaço para pisar no freio e recarregar as energias, confiando que ela está em boas mãos.

Seu círculo de apoio se expande

Depois de ouvir de amigos o quanto foi benéfico para seus entes queridos se mudarem para uma instituição de cuidado para pessoas com distúrbios de memória ou para uma casa de repouso qualificada, muitas vezes me pergunto se não estamos perdendo aquele senso vibrante de comunidade que essas instituições oferecem, incluindo outros residentes, funcionários dedicados, outras famílias e amigos, bem como as várias atividades que tornam esses lugares tão especiais. Lembre-se de que, no Capítulo 3, eu falo como a comunidade é importante e benéfica para todos nós.

"O benefício óbvio de obter ajuda e de uma instalação de enfermagem especializada ou uma moradia assistida de cuidados com a memória é que você consegue uma pausa nas atividades diárias, às vezes implacáveis, dos cuidados. Você tem alguém para cuidar do seu ente querido para que você possa dormir e cuidar de si mesmo", explica Katie. "Mas uma coisa que muitos de nós *não* percebemos é que a sua pessoa amada terá uma comunidade com a qual se conectar. Você pode pensar: 'Mas o meu ente querido não consegue fazer nada.' E você o coloca em um ambiente com especialistas treinados em engajamento e, de repente, ele está fazendo coisas que você nem sabia que ele conseguia."

Katie compartilhou a história de mudar o pai para uma moradia assistida para pessoas com distúrbios de memória depois de sete anos cuidando dele em casa. Para surpresa dela, ele arranjou uma namorada e ficou encarregado do bingo, o que lhe deu um propósito, *e* eles ainda passam tempo juntos. "É lindo ver todo um novo mundo se abrir, pois isso só acrescenta mais alegria e espaço à vida de todos", diz ela.

Outra parte inestimável dessa jornada é algo que eu nunca poderia ter imaginado quando resistia a obter ajuda: nossa equipe de atendimento se tornou uma extensão da família. Há um lugar especial no céu para cada um deles. A maneira como cuidam e amam o meu marido é uma das coisas mais bonitas que tive o privilégio de testemunhar. E nem me faça falar sobre como fico emocionada quando os vejo darem as mãos para Bruce, formarem um círculo e orarem por ele. Não consigo nem escrever essa frase sem chorar. Eu achava que ninguém conseguiria cuidar dele como eu. Estava tão enganada. Na verdade, há algumas coisas que fazem muito melhor que eu. E, como mencionei, voltei a ser a esposa dele e as nossas filhas recuperaram a mãe.

Dito isso, a dura verdade sobre a DFT é que algumas instituições não aceitam pessoas com esse diagnóstico. Outras permitem a entrada inicialmente, mas depois pedem que saiam ao perceberem que não têm o suporte especializado necessário. A DFT é mais rara do que a doença de Alzheimer, e muitos lugares simplesmente não têm funcionários treinados para administrar os sintomas e comportamentos exclusivos da doença. Mesmo quando as instituições acreditam que conseguem prestar esses cuidados, a complexidade e a natureza individualizada da doença muitas vezes são desafiadoras. Uma das maiores barreiras é a diferença de idade. A DFT é a forma mais comum de demência em pessoas com menos de 60 anos, enquanto a população de cuidados com a memória costuma ser muito mais velha. Essa diferença na especialização deixa algumas instituições hesitantes, preocupadas de não conseguir oferecer o nível de atendimento que a DFT realmente exige.

Mas, se a sua pessoa amada tem DFT, não perca a esperança. Existem residências de cuidados com a memória por aí que *aceitam* indivíduos com essa doença. Conversei com muitos parceiros cuidadores de DFT que conseguiram encontrar o lugar certo para os seus entes queridos, e as histórias deles me dão esperança. Eles mostram que, com persistência, os recursos certos e um pouco de sorte, existem opções adequadas disponíveis. Esse incentivo me lembra de que não estamos sozinhos nesta jornada, de que existem pessoas e comunidades compassivas ansiosas para aprender a apoiar aqueles com DFT e você. Existem lugares que podem ajudar.

COMO TEEPA ME disse: "Temos expectativas em relação a parceiros cuidadores que vão além do que eles deveriam ser, mas um único ser humano não consegue se transformar em super-herói. Temos que desconstruir o mito de que isso é normal. Isso é errado e destrói as pessoas." Admito que eu tinha expectativas em relação a mim mesma que não eram realistas e, como resultado, quase me destruí tentando alcançá-las. Foi ruim para mim, para Bruce e para as nossas filhas, e, se eu tivesse continuado assim, nem sei se estaria presente para ajudar a minha família. Eu poderia ter me tornado parte da estatística de cuidadores que morrem antes da pessoa amada. Receber ajuda também me deu liberdade para fazer coisas voltadas à conscientização sobre a DFT e ao apoio a outros cuidadores; por exemplo, sem ajuda, eu certamente não teria conseguido escrever este livro nem me dedicar ao ativismo. Assim que deixei de lado o perfeccionismo e a ideia de que só eu conseguia cuidar do meu marido, além de me libertar para amar mais Bruce e lhe oferecer um cuidado melhor, ampliei o mundo *dele*. Isso permitiu que ele recebesse atenção e amor de mais pessoas, não só aquelas com quem já tinha se relacionado, como amigos e familiares, mas também com os nossos cuidadores profissionais que criaram os próprios laços especiais com ele. Demorei um pouco para perceber isso, mas, se você puder obter ajuda, todos vão se beneficiar. Porque os cuidados não diminuem quando são compartilhados, eles se aprofundam.

PERGUNTAS E RESPOSTAS COM ARLENE SCHOLLAERT

Na Conferência de Educação da AFTD em Houston, participei de uma sessão liderada pela assistente social Arlene Schollaert e me conectei imediatamente com sua abordagem direta e sem frescuras.

Ela não amenizou os desafios únicos e difíceis da DFT e ofereceu um roteiro claro para transitar por essa jornada, enfatizando a importância de procurar ajuda e tomar medidas práticas para defender você e o seu ente querido. Aqui, Arlene compartilha porque aceitar apoio não é apenas benéfico: é necessário.

Por que é essencial que os parceiros cuidadores reconheçam o impacto que as responsabilidades de cuidados têm sobre eles mesmos?

Cuidar de alguém com DFT ou qualquer outro tipo de demência é uma maratona, não uma corrida de velocidade; portanto, os parceiros cuidadores devem equilibrar a autopreservação com o amor pela pessoa cuidada. Isso quer dizer que você vai precisar de ajuda e apoio para permanecer positivo, tanto física quanto emocionalmente. Isso acontece integrando serviços que vão apoiar você nesse processo. Quer esteja cuidando de alguém em casa ou as coisas progridam e você precise levar a pessoa amada para uma moradia assistida ou instituição de cuidado para pessoas com distúrbios de memória, você continua sendo o parceiro cuidador principal. Seu papel apenas muda. Portanto, é muito importante ter os pilares do apoio.

Quais os benefícios de obter ajuda?

- **Você melhora a qualidade do tempo que passa com o seu ente querido**. Quando não aceita ajuda, você pode se estressar, sua paciência pode diminuir e você pode ficar frustrado e mal-humorado com a pessoa amada com mais frequência. Quando você começa a obter ajuda, isso pode melhorar o relacionamento com a pessoa amada, e o tempo que vocês passam juntos pode ser um tempo de mais qualidade.
- **Você pode se sustentar na jornada**. É fácil se isolar da comunidade, da família e dos amigos quando você está

cuidando de alguém com DFT ou outra forma de demência. Esse isolamento pode aumentar o estresse, a ansiedade e a depressão. Também pode gerar todos os tipos de sintomas físicos. Portanto, é fundamental que você procure uma rede de apoio — amigos, família, AFTD, grupos de apoio, psicólogo — e obtenha ajuda para melhorar o seu bem-estar emocional e físico. Caso contrário, será muito difícil se sustentar nessa jornada.

- **Você se sente mais empoderado**. Pode haver um estigma relacionado a ter DFT ou cuidar de alguém com esta ou outra forma de demência. Você pode se isolar porque está tentando proteger o seu ente querido de exibir comportamentos embaraçosos em público. No entanto, ao fazer isso, está permitindo que esse estigma dite como você administra as coisas. Isso tira a sua capacidade de se sentir empoderado porque não está deixando o apoio chegar.
- **Você se torna um exemplo positivo**. Se você tem filhos, e geralmente isso acontece no caso da demência precoce, eles vão observar como você transita por essa jornada. É importante que o vejam cuidando de si mesmo e sendo capaz de pedir ajuda. Isso permite que eles saibam que não há problema nenhum em compartilhar os próprios sentimentos e pedir ajuda ao longo do caminho.

Para refletir...

Cite um pequeno aspecto da sua vida que você pode delegar ou para o qual pode obter ajuda ou apoio.

____

____

____

NOVE

Permita que amigos e familiares cuidem de você

Nada é tão poderoso para mudar uma opinião quanto a experiência.

KATHLEEN MURPHY,
psicóloga de família

Para mim, não há nenhum gatilho maior como cuidadora do que pessoas dizendo que têm uma cura ou oferecendo conselhos não solicitados. Foi e ainda é algo que acontece repetidamente.

Use óleo de coco. Tente fazer exercícios vigorosos, adotar uma dieta com bastante vegetal, sem açúcar, faça terapia de luz vermelha, células-tronco. Que tal vitaminas B e juba de leão? Bruce deveria fazer sauna, desintoxicação de metais pesados, fazer exame de doença de Lyme, ficar sentado em uma câmara de oxigênio. E a psilocibina ou a ayahuasca? Ele estava tomando estatinas?

Esses são apenas alguns dos inúmeros comentários que escuto. Quando a notícia do diagnóstico de Bruce foi a público, todo mundo que eu conhecia e muitas pessoas que eu não conhecia tinham uma cura ou uma ideia para mim, algo que o amigo de um amigo de um amigo tinha tentado com sucesso. Talvez a pior parte fosse quando eles diziam: *Ouvi dizer que tem um medicamento novo para o Alzheimer. Vocês já testaram?* E esse nem é o diagnóstico de Bruce.

Claro que eu sei que tudo isso vem do amor e da esperança das pessoas. Todo mundo quer ajudar. Mas é muito frustrante e estressante ouvir todas essas opiniões, ainda mais quando você *já* tentou tudo ao seu alcance para impedir ou, ouso dizer, tentar reverter a progressão da doença da pessoa amada. Ninguém pergunta com consideração e educação: "Você gostaria de algumas sugestões?"

Sinceramente, eu tentei muitas coisas para ver se conseguíamos "consertar" o que Bruce tinha. Nos primeiros dias antes do diagnóstico de DFT, direcionei muita energia para a reversão e a cura, gastando dinheiro em vários tratamentos para ver qual daria certo. (Não subestime o poder e o conhecimento de um parceiro cuidador. Eles são inteligentes e vão tentar tudo que estiver ao alcance e no poder deles para mudar o destino da pessoa amada.) Com a aprovação do médico, fiz Bruce passar por todo tipo de tratamento. Tudo que tentamos foi a partir da ideia de "mal não vai fazer". Pode listar o que você imaginar: eu fiz. A cada tentativa, as minhas esperanças aumentavam, e eu pensava: *Vai ser isso. ISSO vai reverter essa "coisa"*. E a cada tentativa eu ficava decepcionada. Claro que alguns tratamentos geraram uma pequena mudança, mas a duração foi curta. E sempre que tentávamos algo novo, eu perdia alguns anos da minha vida. O planejamento e a organização. Lidar com Bruce e incentivá-lo. Era estressante, para dizer o mínimo.

No meio de tudo isso, eu estava desesperada para encontrar "a solução milagrosa" para que pudesse anunciá-la aos gritos no topo das montanhas e compartilhá-la com o mundo. Tivemos muita sorte de poder tentar tratamentos diferentes, mas nenhum deles funcionou. Relembrando agora, alguns pareciam charlatanismo (saiba que algumas pessoas têm como alvo os doentes e seus cuidadores porque somos muito sensíveis e vulneráveis). Só faziam com que eu me sentisse esvaziada, derrotada e ainda mais traumatizada.

Eu não ataco nenhum dos médicos e especialistas que consultamos nem os tratamentos que tentamos. Alguns são benéficos para outras doenças. Ou são bons para o cérebro e o corpo, mas não quando a pessoa tem DFT ou outra forma de demência. Acredito que é melhor prevenir do que remediar. No entanto, nenhum desses "tratamentos" e nenhuma quantidade de óleo de coco orgânico ou cogumelo juba de leão ajudaria Bruce no estágio em que estávamos. Não vamos esquecer que estamos falando de uma doença progressiva. Não estou dizendo que você não deva pesquisar, consultar o médico da pessoa amada e talvez tentar uma variedade de tratamentos. (Quando este livro for lançado, provavelmente haverá mais opções.) Faça isso se tiver energia e recursos, se o seu ente querido estiver capaz e disposto a participar e se você tiver a aprovação do médico. Nunca perca a esperança. No entanto, essas opções já não nos servem mais. Estava na hora de encerrar esse capítulo e seguir em frente na nossa jornada sabendo que eu tinha esgotado todas as opções.

Tenho certeza de que algumas pessoas também entraram em contato com você para dar sugestões. Se estiver aberto a isso, é maravilhoso. Sim, elas estão tentando ajudar e provavelmente são bem-intencionadas. Mas pode acontecer de você se sentir pior; pelo menos, foi assim que eu me senti. Ser cuidador de um ente querido com demência já é difícil o suficiente sem ter pessoas dizendo o que acham que você deve ou não fazer quando não conhecem os meandros e o funcionamento interno, o histórico médico, a família e a vida da sua pessoa amada.

Então, como você lida com sugestões não solicitadas? Como sabe o que levar a sério e o que descartar? E como pode se proteger de ter que lidar com isso, para começo de conversa? Aqui estão algumas ideias...

Opinião *versus* experiência

Todo mundo vai ter uma opinião, mas você tem que se lembrar de que a maioria não sabe do que está falando. Espero que nunca saibam. E, se for esse o caso, eles não devem oferecer uma opinião sobre o assunto, e você não deve prestar atenção. Aprendi isso com a minha terapeuta, Kathleen Murphy.

"Nada é tão poderoso para mudar uma opinião quanto a experiência", diz ela. Mesmo que alguém esteja intimamente familiarizado com a demência (ou com a condição de quem você está cuidando), essa pessoa não está na sua casa, por isso não sabe como seu ente querido está se comportando e não conhece a sua dinâmica familiar.

Recebo muitos comentários no Instagram dizendo que eu devo agir de maneira diferente. Por exemplo, quando levei as meninas para tirar férias no verão passado e postei fotos, as pessoas escreveram que eu devia estar com o meu marido. Mas elas não estão vivendo a minha vida com o meu ente querido e as minhas filhas. As férias nos proporcionaram um pouco de normalidade e o descanso de que todas precisávamos para recarregar as energias. Mesmo que muitas das pessoas cheias de opinião na sua vida amem você e a pessoa de quem você cuida, se não estiverem na linha de frente dia após dia, você pode decidir se têm o direito de opinar. A opinião de mais ninguém importa se você não quiser. O que importa é o seu bem-estar.

Fizemos a escolha de divulgar a história da nossa família, e com isso vieram muitas opiniões e críticas. (Também houve muito amor e compaixão; não é possível ter um sem o outro.) No entanto, nem sempre é fácil dizer "deixa pra lá", como aprendi com Mel Robbins e mencionei no último capítulo, e não deixar nada nos atingir. Porém, estou me esforçando para melhorar e aprendi a baixar a cabeça e seguir em frente porque tenho uma missão e um propósito. Por um lado, quero me conectar com outros cuidadores nessa situação de isolamento para que se sintam vistos e apoiados e para que eu também possa me sentir assim. A importância de fazer isso supera em muito alguns comentários ofensivos e mal-informados de pessoas que não me conhecem ou nem conseguem entender a nossa situação. Também quero formar uma comunidade maior e significativa ao meu redor e da nossa família.

Recentemente, alguém me perguntou: "Por que você está fazendo tudo isso?" Sem hesitar, respondi: "Porque quero viver em um mundo onde existam opções reais de tratamento, onde a DFT um dia acabe e onde cuidadores finalmente sejam vistos e apoiados. Minha esperança é que, ao usar a minha voz, a nossa família possa fazer parte da solução."

Todos nós temos um papel a desempenhar. Não sou médica nem pesquisadora. Não vou fazer testes clínicos nem desenvolver o próximo medicamento inovador. Mas posso usar a minha voz, a minha experiência e este livro para ajudar a tornar o caminho um pouco mais fácil para a próxima família que vai enfrentar essa jornada difícil.

O ativismo é o meu jeito de canalizar a dor e transformá-la em ação. É assim que enfrento a DFT: compartilhando conhecimento, conscientizando e apoiando outros cuidadores para que eles se sintam menos sozinhos. Se isso ajudar uma única pessoa a se sentir vista ou mais preparada, vou saber que estou fazendo o trabalho que devo fazer.

Manifeste-se

O que você deve fazer se tiver um gatilho por causa de sugestões ou informações? Corte o mal pela raiz. Seja direto para que as pessoas parem de dar palpites ou pelo menos que o façam de um jeito que seja melhor para você. Uma maneira de fazer isso é estabelecer limites. Isso pode ser difícil se você é alguém que está sempre tentando agradar as pessoas ou se preocupa em ferir os sentimentos alheios, mas é necessário.

"Se as pessoas estiverem dando sugestões, elas estão sendo ousadas, então você tem permissão para responder com ousadia", diz Kathleen, que fez com que eu, uma pessoa que estava sempre tentando agradar os outros e se curou disso, encontrasse várias maneiras de responder a essas recomendações intermináveis. Ajuste as seguintes respostas como achar melhor, mas elas são um bom começo quando todos tiverem um palpite para oferecer e você quiser acabar com a situação e impor limites:

- "Agradeço a sua preocupação; se eu precisar dos seus conselhos ou sugestões, pode ter certeza de que vou falar com você."
- "Sei que está tentando ajudar. Obrigada. Mas, quando você dá conselhos, está supondo que eu ainda não fiz nada disso e coloca mais um peso nas minhas costas."
- "Agradeço a sugestão, mas tentar novos tratamentos não é só uma ideia; também tem o custo, o tempo e o planejamento. A menos que eu tenha ajuda com esses itens, pode parecer mais desanimador do que eficaz."
- "Obrigado por todas essas sugestões. Talvez você não perceba que já estamos adiantados no processo, por isso já tentamos várias dessas coisas."

Além disso, seja sincero com outras pessoas sobre o estágio da doença de seu ente querido. Nos primeiros dias, eu queria fazer tudo que fosse possível com a doença de Bruce para retardar a progressão e curá-la, por isso eu estava mais aberta a sugestões. Mas chega um ponto em que você não consegue mais ficar submetendo a pessoa amada a todos esses tratamentos nem indo até o outro lado do mundo em busca de uma nova técnica. Médicos, equipes de cuidados e especialistas podem ajudá-lo a entender em que estágio da doença o seu ente querido está, mas muitas vezes o maior indicador vem de observar a qualidade de vida da pessoa. Quando os tratamentos não melhoram mais o bem-estar ou geram mais angústia do que alívio, pode ser o momento de diminuir o nível de intervenção e passar a pensar no conforto da pessoa amada. Você vai saber quando tiver esgotado todas as opções e quando vocês também estiverem esgotados.

COMPREENDENDO OS DIFERENTES TIPOS DE CUIDADOS

Conforme as necessidades do seu ente querido mudam, diferentes tipos de cuidados podem ajudar a oferecer o apoio adequado no momento certo:

- Os **cuidados de suporte** são mais voltados para a administração dos sintomas e melhora da vida cotidiana, ao mesmo tempo que você continua explorando as opções de tratamento. Isso pode incluir ajustes em terapias, medicamentos e estilo de vida.
- Os **cuidados paliativos** tiram o foco do tratamento e o colocam no conforto e na qualidade de vida. Eles ajudam a aliviar os sintomas físicos, reduzem o estresse e oferecem apoio emocional tanto para a pessoa que vive com a doença quanto para a família. "As consultas costumam ser mais longas do que uma visita tradicional ao médico, para que o paciente e a família tenham tempo de compartilhar suas dúvidas e preocupações. Se necessário, os cuidadores recebem espaço para ter conversas particulares e discutir algumas questões. Muitos programas de cuidados paliativos oferecem apoio aos cuidadores e têm vínculo com programas comunitários", diz Anne Front, terapeuta de família, e assistente social de cuidados paliativos avançados.

- **As unidades de cuidados paliativos**, ou *hospice*, são uma forma especializada de cuidados paliativos para indivíduos na etapa final da vida. Eles priorizam a dignidade, o controle da dor e o bem-estar emocional no tempo que resta. "Há um mito de que as unidades de cuidados paliativos significa morte ou de que os cuidadores estão desistindo dos seus entes queridos. Mas colocá-los em uma unidade de cuidados paliativos no momento certo pode dar à sua família o apoio de que vocês precisam. A ideia é estar um passo à frente para que o seu ente querido receba cuidados que gerem conforto a ele", explica a médica certificada em demência Ty Lewis, que é cuidadora da própria mãe. "Colocar a minha mãe em uma unidade de cuidados paliativos me deu uma nova perspectiva sobre o que essas instituições têm a oferecer nessa etapa de cuidados em que ela está. A unidade de cuidados paliativos nos apoiou oferecendo cuidados compassivos, controle da dor e apoio domiciliar de médico, assistente social, enfermeiros e voluntários e me permitiu focar no que mais importa: passar tempo com ela! A unidade de cuidados paliativos dá tempo para estar presente e dá à minha família uma sensação de alívio, sabendo que todos os cuidados dela são feitos em casa e eu não tenho que sentir o peso de levá-la de um lugar para outro enquanto ela está nos últimos estágios da vida."

Como essas mudanças nos cuidados podem ser significativas, a comunicação é fundamental. A forma como você escolhe comunicar isso depende de você. Algumas famílias acham que vale a pena realizar reuniões de família pessoalmente ou por videochamada para manter todos informados, enquanto outras preferem compartilhar atualizações por e-mail ou mensagens em grupo. O que mais importa é garantir que as pessoas do seu círculo íntimo entendam o plano de cuidados e se sintam preparadas para oferecer um apoio significativo tanto para o seu ente querido quanto para você como cuidador.

Diga aos seus amigos e familiares o que fazer e o que não fazer na rotina de cuidados

Outra maneira de limitar sugestões e opiniões e obter apoio de amigos e familiares que seja mais útil e construtivo é conversar com eles. Um jeito de fazer isso é compartilhar a seção a seguir. Você pode entregar este livro para eles lerem, tirar fotos ou digitalizar as páginas a seguir e enviar por mensagem. Nem tudo vai se aplicar à sua situação, mas espero que uma boa parte possa ajudar você a obter o apoio de que *precisa*.

> Para os amigos e familiares de um cuidador de alguém com demência:
>
> Agradeço a sua preocupação. Primeiro, saiba que seu amigo ou familiar está fazendo um dos trabalhos mais difíceis de todos os tempos, um trabalho que ele provavelmente nunca imaginou que faria e para o qual não deve ter se preparado. Sabemos que você quer ajudar, mas, como esta é uma situação única, eu gostaria de compartilhar algumas sugestões, para que ninguém perca tempo e todos nós nos beneficiemos. Ser parceiro cuidador não é algo que alguém consiga fazer sozinho, por isso, o seu apoio, por menor que seja, pode fazer muita diferença. A sua ajuda e a sua preocupação *são* necessárias. É só uma questão de o que fazer e como fazer.
>
> Aqui estão algumas sugestões que reuni do que fazer e do que não fazer a partir da minha experiência e da experiência de outros parceiros cuidadores com quem conversei:
>
> ***Sim,*** tenha compaixão. Há um equívoco comum de que os cuidadores sabem de tudo, têm tudo sob controle e são ótimos. Na maioria dos casos, isso não é verdade. Os cuidadores muitas vezes são jogados nessa função sem nenhum treinamento. Imagine aceitar *qualquer* emprego sem nenhuma experiência. É a mesma coisa, mas muitas vezes os cuidadores não têm escolha em relação a aceitar ou não o trabalho e não têm tempo para serem treinados previamente.

Sim, diga ao parceiro cuidador que ele está fazendo um bom trabalho. Parceiros cuidadores são heróis anônimos que muitas vezes não recebem nenhum elogio.

Sim, ligue só para saber como ele está. Parceiros cuidadores passam muitas horas com a pessoa que tem demência, o que significa que conversas reais e adultas podem ser mínimas ou inexistentes.

Sim, pesquise a demência específica da qual ele está cuidando. Isso mostra que você se importa, gera confiança e ajuda a fazer perguntas mais atenciosas. Por exemplo, nem todas as demências afetam a memória, então perguntar "Seu ente querido ainda sabe quem você é?" pode ser frustrante. Os cuidadores já estão exaustos de explicar a situação. Pesquisar previamente torna as conversas mais significativas e ajuda os cuidadores a se sentirem vistos e apoiados.

Sim, pergunte também como está o parceiro cuidador. A maioria das pessoas pergunta como está a pessoa com demência, mas, como acontece em muitas formas de demência, a situação é ainda mais difícil para o parceiro cuidador. Não se esqueça deles.

Sim, pergunte se ele se sente à vontade para compartilhar quais tratamentos e medicamentos já testaram, mas faça isso com curiosidade e cuidado, não com julgamento. E deixe claro que não há nenhum problema se não quiser revelar essas informações, porque são muito pessoais.

Sim, conheça o seu público. A pessoa com quem você está falando provavelmente já tentou inúmeros tratamentos e pode estar se sentindo desanimada, sensível ou frustrada porque nada teve um efeito significativo. Embora as suas sugestões sejam feitas com amor, o parceiro cuidador pode não ser capaz de recebê-las dessa maneira, ainda mais se estiver sobrecarregado ou exausto. Um pouco de empatia e saber o momento certo de falar pode ser de grande ajuda. Às vezes, o simples fato de estar presente e escutar é o melhor que você pode oferecer.

Se você tiver uma sugestão, ***sim***, faça o trabalho necessário, como pesquisar e, possivelmente, até mesmo providenciar o tratamento e os pagamentos. O parceiro cuidador pode não aceitar, mas pelo menos você não estará apenas dando uma sugestão, o que pode parecer mais um item na já avassaladora lista de tarefas do parceiro cuidador.

Ofereça maneiras específicas de ajudar, em vez de dizer: "Me avise se precisar de alguma coisa." A maioria dos cuidadores não vai entrar em contato quando precisar de ajuda, seja porque sentem vergonha, porque não querem ser um fardo, porque acham que conseguem fazer tudo sozinhos ou porque nem sabem com o que precisam de ajuda, pois o simples fato de pensar nisso já é pesado demais. Em vez disso, pense em todas as coisas que você faz sozinho. É bem possível que sejam semelhantes às que o parceiro cuidador também precisa fazer, mas não tem tempo nem energia. Aqui estão algumas sugestões de como você pode ajudar:

- **Pergunte se o cuidador tem um apoio de saúde mental adequado.** Caso contrário, ajude o cuidador a encontrá-lo. Isso pode significar localizar um grupo de apoio, um terapeuta e/ou um jeito de separar tempo para si. Se o cuidador tiver filhos, pergunte se as crianças precisam de apoio e/ou ajude a pesquisar esse apoio.
- **Ofereça ficar com o ente querido do parceiro cuidador para que ele possa fazer uma pausa.** Isso permite que o cuidador faça coisas sozinho ou com os filhos ou outros familiares. Pode haver um momento que seja menos desgastante, como quando a pessoa recebendo cuidados está dormindo.
- **Se o cuidador tiver filhos, ofereça-se para levá-los a atividades, à escola ou ajudá-los com os deveres de casa.** A DFT especificamente atinge pessoas bem mais jovens, que muitas vezes têm filhos que estão passando por momentos marcantes, como se inscrever na faculdade ou aprender a dirigir. Talvez você possa oferecer ajuda com inscrições, passeios escolares, aulas de direção ou levar e buscar na escola.

- **Elimine as coisas da enorme lista de tarefas do parceiro cuidador** pegando medicamentos, ligando para marcar consultas médicas (para o paciente, mas também consultas anuais para o parceiro cuidador), lavando roupas, limpando a casa ou lavando e fazendo a manutenção do carro.
- **Faça visitas pela manhã e tome uma xícara de café com o cuidador, para que ele se sinta menos isolado.** Basta ligar ou enviar uma mensagem de texto antes para confirmar se é um bom momento.
- **Leve o parceiro cuidador e a pessoa cuidada por ele para uma consulta e os traga de volta.** Seja o motorista, para que não precisem se preocupar com estacionamento nem com a estrutura, muitas vezes complicada, dos estacionamentos.
- **Ofereça ir com eles a consultas médicas**, principalmente as importantes, em que o parceiro cuidador vai receber muitas informações novas. Eles costumam ficar tão sobrecarregados que é importante ter outra pessoa junto para ouvir e fazer anotações ou gravar a consulta.
- **Se tiverem filhos, leve-os para jantar ou ao cinema.**
- **Jogue fora todos os alimentos processados que tiverem em casa e reabasteça a geladeira e a despensa com opções saudáveis para o cérebro,** como as mencionadas no Capítulo 5. Obviamente, peça permissão ao cuidador antes.
- **Ofereça um vale-presente de um serviço de entregas de alimentos,** como iFood e Rappi, ou de um serviço de limpeza doméstica.
- **Entre em contato com a rede de amigos e familiares do parceiro cuidador**. Você pode criar um cronograma para levar refeições para a família ou uma lista de tarefas para as quais a comunidade do parceiro cuidador pode se inscrever. Existem muitos aplicativos e sites que facilitam isso.
- **Incentive o cuidador a criar uma lista de todas as tarefas que faz para si e para o resto da família** — como preparar o jantar, cortar a grama ou devolver livros na biblioteca — ou se ofereça para fazer essa lista para ele. Em seguida, peça para consultarem a lista quando você quiser ajudar.

- **Abra uma página em algum site de vaquinha on-line.** Pergunte ao cuidador se você pode arrecadar fundos para ajudá-lo a pagar por coisas como um cuidador noturno ou cuidados temporários.

Sim, lembre-se de que é muito importante oferecer apoio. Essa não é uma missão solitária. Os parceiros cuidadores precisam de ajuda para se manterem física e emocionalmente saudáveis, mas muitas vezes não conseguem pedir ou nem sabem que precisam de ajuda. O que você oferece pode não resolver tudo, mas estar presente de maneira cuidadosa e consistente pode fazer uma diferença real.

Não dê conselhos não solicitados, quando possível. Cuidar é algo profundamente pessoal, e nenhuma experiência é igual. Mesmo que você tenha sido cuidador, fatores como dinâmica familiar e sintomas são diferentes. Embora compartilhar conselhos possa parecer útil, contribuir demais pode ser desesperador. Os cuidadores já se questionam o suficiente; opiniões externas podem aumentar a pressão. Em vez disso, pergunte: "Quer uma sugestão?" Isso faz com que a conversa seja solidária e respeitosa. Além disso, às vezes o simples fato de ouvir já ajuda, em vez de tentar oferecer conselhos ou resolver problemas.

Não mencione novos tratamentos, testes ou medicamentos de que já ouviu falar, ainda mais se não tiver certeza de que a pessoa tem essa condição específica. A maioria dos parceiros cuidadores já está trabalhando em estreita colaboração com neurologistas ou médicos que podem orientá-los na direção certa.

Dito isso, o *modo* como você traz algo à tona pode fazer toda a diferença. Se você acha que tem algo que vale a pena compartilhar, fale com delicadeza. Você pode começar assim: "Não sei se você já ouviu falar disso, mas eu queria compartilhar só por garantia...". Em seguida, conte o que você descobriu. Se puder, ofereça um panfleto ou um resumo de uma página para que o cuidador possa examiná-lo no próprio ritmo, sem se sentir pressionado.

Se você vai oferecer conselhos, ***não*** diga: "Você devia tentar ____." Isso me faz pensar *O que você acha que eu fiz esse tempo todo? Fiquei de braços cruzados?* Em vez disso, comece a sugestão com: "____ é algo em que você já pensou?" ou "Você provavelmente já analisou isso, mas, se não o fez, já ouviu falar sobre ____?". Essas abordagens parecem mais respeitosas em relação a tudo pelo que o parceiro cuidador já passou. A questão principal é que muitos cuidadores estão em um estado frágil e sensível, então seja gentil na sua abordagem, porque eles realmente gostariam que a pessoa amada não estivesse doente.

Depois de uma visita à pessoa sob cuidados, ***não*** diga ao parceiro cuidador: "Ela parece bem." Tenha em mente que você está vendo um momento ínfimo em um período de 24 horas. Mesmo que a pessoa pareça "bem" ou "melhor" durante a visita, isso não é um indicativo de tudo com que o parceiro cuidador está lidando o tempo todo, e pode ser irritante ou um gatilho ouvir isso. ***Sim***, diga ao parceiro cuidador que ele está fazendo um belo trabalho em circunstâncias difíceis.

Não diga: "Você consegue." Pode parecer desdenhoso, porque, sinceramente, nem sempre eu sinto que consigo. Em vez disso, o que realmente ajuda é ouvir: "Estou aqui com você, não importa o que aconteça", "Você não está sozinho nessa" e "Eu sei que não é fácil, mas você está demonstrando muita força e muito amor".

Não desista. O parceiro cuidador que você conhece pode dizer não a convites para cafés, caminhadas, visitas etc. porque está muito sobrecarregado. Depois de um tempo, algumas pessoas param de convidar. Mas, no fundo, os parceiros cuidadores querem e precisam desses convites, por isso, mesmo que a sua oferta seja recusada, continue perguntando. Os parceiros cuidadores gostam de se sentir incluídos e lembrados.

OFERECENDO AJUDA COM FACILIDADE

Uma ideia é enviar ao cuidador que você conhece uma lista específica de coisas que você pode fazer por ele. Além de ser uma atitude atenciosa, também é um jeito fácil e descontraído de mostrar que ele não é um fardo. Por exemplo, você pode mandar uma mensagem de texto ou um e-mail mais ou menos assim:

Olá! Estou passando só para dar um oi. Estou livre para ajudar esta semana, por isso adoraria que você escolhesse entre as seguintes opções:

1. Posso resolver coisas para você na rua todos os dias depois das 14 horas. Posso deixar itens na sua porta — não precisa me cumprimentar nem conversar se não estiver disposto.
2. Posso levar os seus filhos para jantar na quarta, na quinta ou na sexta. Claro que também vamos trazer alguma coisa deliciosa para você comer.
3. Posso mandar comida de um restaurante à sua escolha para você e sua família.

Não tem problema se você não precisar ou não quiser nenhuma das opções mencionadas neste momento. Mas saiba que estou pensando em você e, se estiver tudo bem, posso rever essa lista com você daqui a uma semana, mais ou menos. Eu só quero que saiba que estou aqui, se precisar.

"Às vezes, os amigos param de entrar em contato porque não sabem o que dizer ou o que fazer. Mas às vezes você não precisa dizer nem fazer nada, só precisa ser um amigo."

ARLENE SCHOLLAERT,
assistente social clínica, diretora de serviços familiares da Amazing Place

---

A ESTA ALTURA do livro, você já sabe que a jornada de cuidados não é solitária e que não só é aceitável, como essencial, pedir ajuda. As pessoas do seu círculo íntimo querem apoiar você; na verdade, isso faz com que elas se sintam conectadas ao seu ente querido e lhes dá um propósito e, como mencionei anteriormente, pode criar um vínculo mais próximo entre vocês. Embora possa parecer estranho entregar a alguém este capítulo, lembre-se de que aqueles que se importam com você e com o seu ente querido querem fazer e dizer as coisas certas. Compartilhar este capítulo pode capacitá-los com uma linguagem ponderada que evite gatilhos, bem como oferecer ideias práticas de como podem estar presentes e dar um apoio significativo. Transitar por essa jornada é difícil para você e para aqueles ao seu redor que não sabem o que dizer nem como ajudar. Ao educá-los, você está dando a eles ferramentas para ajudar na sua situação, mas também os preparando para oferecer apoio a outras pessoas que possam encontrar em um caminho semelhante. E, um dia, se eles estiverem no mesmo barco dos cuidadores, vocês já estarão falando a mesma língua.

Para refletir...

Da próxima vez que alguém oferecer conselhos não solicitados, o que você pode dizer para si mesmo, para a outra pessoa ou para ambos?

Cite algumas coisas que outra pessoa poderia fazer para apoiar você.

DEZ

Ressignifique a jornada

Procurar esperança e propósito renovados enquanto lida com algo terrível pode aliviar o peso que carrega.

DRA. PAULINE BOSS,
autora de Loving Someone Who Has Dementia

Às vezes, as pessoas veem minhas redes sociais e pensam que estou bem ou dizem que pareço muito forte. "Não sei como você consegue", elas comentam. Mas quer saber? Eu não estou bem. Não mesmo. E nem sempre sou forte. Ver alguém que você ama perder traços de si mesmo é extremamente doloroso e muito traumático, ainda mais alguém como Bruce, que era tão capaz, inteligente e funcional e que sempre valorizou a vida ao máximo. A DFT é cruel. É uma doença terrível e, no caso de Bruce, a progressão tem sido lenta a cada passo do caminho. A única coisa que posso fazer é balançar a cabeça em negativa e permanecer "atordoada" — como ele costumava dizer. *Por que ele? Como isso pôde acontecer?* Que perda para todos nós.

Às vezes, meu luto ainda me paralisa. Ele está sempre à flor da pele. Eu ainda choro. Ainda fico chocada e incrédula com essa doença e com a reviravolta que a nossa vida deu e com tudo o que perdemos. De vez em quando, me deixo abater e fico cabisbaixa. Ainda tenho dificuldade em aceitar a realidade, mas a DFT não nos dá muitas opções. Ela pode tornar todo o ambiente carregado. Por isso, escolhi trazer leveza para a nossa vida, pelo bem das nossas filhas, de Bruce e meu. E mostrar o dedo do meio para essa doença.

Quando Bruce recebeu o primeiro diagnóstico, fiquei com raiva. Desperdicei uma energia preciosa tentando combatê-la. Mas, quanto mais você resiste, mais difícil é, e eu sei quem vence no final: a doença. Não importa o que você faça, não é possível deter a progressão. Podemos investir todo o dinheiro que quisermos nisso, mas nada vai ser capaz de impedir — acredite em mim, eu já tentei. Você pode dedicar toda a sua energia a isso, mas não vai impedir a doença — também já fiz isso.

Então, um dia acordei e pensei: eu não tenho como escolher se Bruce tem essa doença ou não, mas posso escolher a minha reação a tudo isso. Posso me afundar na tristeza ou posso retomar um pouco de poder e tirar o melhor da situação. Posso focar o que perdemos ou posso pensar em tudo o que ganhei, nessa bela comunidade de cuidadores e no que ainda temos para comemorar, como as nossas duas filhas inteligentes, divertidas e saudáveis e uma família construída com base no respeito mútuo e na admiração. Posso deixar que ondas de negatividade, tristeza e medo constante me oprimam ou posso buscar a paz.

Chamo isso de ressignificação extraordinária. Embora haja tristeza e luto profundos, eu escolho mudar a minha perspectiva. Para sobreviver a isso, encontro significado na dor e canalizo-a para algo que tenha um propósito. Preciso transformar a minha dor em ação e gerar o bem a partir de algo tão profundamente difícil. Preciso encontrar alegria. Tenho um chamado e preciso ajudar os outros. Sei que Bruce gostaria que eu fizesse isso e sei que minhas filhas precisam ver isso. Enfrentar a DFT dessa maneira tem sido empoderador e terapêutico até certo ponto. Temos só uma vida e não podemos permitir que a doença a consuma.

Como cuidadores, não controlamos quando ou como a demência entra na nossa vida, mas podemos controlar com que olhos a vemos. Podemos escolher ficar com raiva, tristes e sofrendo o tempo todo (e, confie em mim, há dias em que é *exatamente* isso que sinto vontade de fazer). Ou podemos acabar com esse pensamento pessimista. Sim, cuidar é difícil, estressante e assustador. Sim, estamos sozinhos em boa parte do que fazemos dia após dia, hora após hora. Mas ressignificar essa jornada pode torná-la um pouco mais leve e brilhante, ainda mais se você tiver filhos ou outras pessoas trilhando esse caminho com você.

Essa ressignificação extraordinária não significa apenas pensar positivo, e espero que não soe como positividade tóxica, pois não concordo com isso — ainda mais nesse caminho difícil e pesado que é o de cuidador. Para mim, é uma maneira empoderadora de encarar a jornada de cuidados, que abre espaço para as partes difíceis, mas também permite que momentos importantes de conexão surjam dessa experiência. Como já vimos, isso é algo que a Dra. Pauline Boss chama de pensamento "isso *e* aquilo". As duas coisas podem existir e, de fato, existem: tanto a tristeza e o luto constantes quanto a beleza que se revela. Podemos optar por tornar essa jornada terrível, e ela realmente é, *mas* também pode ser repleta de alegria, felicidade e risos. E, se você for como eu e tiver filhos, sobrinhas, sobrinhos ou outros jovens que o vejam como um exemplo ao longo dessa jornada, é importante ressignificar qualquer obstáculo que surgir no caminho.

Esta não é a vida que eu tinha imaginado e não é o que eu teria escolhido para nós. Mas foi o que se apresentou à nossa família, e eu tenho me dedicado a guiar Bruce e nossas filhas da melhor maneira possível. Estou aprendendo a conviver com a DFT, e é um tarefa realmente desafiadora.

Sei que nem sempre é fácil fazer isso. O túnel pode parecer muito escuro, solitário e assustador. Eu sei porque já passei por ele. Ainda estou nele. Mas há raios de luz ao longo do caminho que não consigo ignorar e, como tenho fé no processo, confio que há uma luz radiante no fim. Então, vou continuar caminhando em direção a ela. Preciso fazer isso para estar presente para as nossas duas filhas da maneira mais saudável e honrar a mim e ao meu marido enquanto estou neste planeta.

Observação: você pode ainda não estar no ponto em que consegue ressignificar a jornada. Se esse for o seu caso, eu entendo. Sinceramente, houve uma época durante essa experiência em que eu também não estaria pronta para ouvir falar em ressignificado. Mas espero que você possa revisitar este capítulo quando estiver pronto. Nunca pensei que eu estaria aqui, mas estou. E, embora não seja uma linha reta e haja dias em que ainda fico chateada e não consigo achar formas de ressignificar, as coisas melhoram.

Aqui estão algumas maneiras como considero possível ressignificar a nossa jornada e fazer com que esse caminho não escolhido pareça menos sombrio e com mais propósito. Talvez também possam ajudar você.

Ressignificação extraordinária: posso decidir aceitar a doença do meu ente querido

Além de me ensinar sobre o pensamento "isso *e* aquilo" a Dra. Boss me ensinou sobre a necessidade de aceitação. Aceitação, como ela descreve, não quer dizer desistir nem ser conivente com a situação. Quer dizer que você reconhece a realidade como ela é, sem negação ou resistência, e encontra maneiras de conviver com ela. Você deixa de lado o que não pode controlar enquanto se concentra no que pode.

Quando falamos sobre aceitação, a Dra. Boss me explicou que, em vez de usar a palavra "aceitação", ela prefere dizer: "Eu *decidi* aceitar."

"Não gosto muito da palavra 'aceitação' porque ela implica que você precisa se render", diz ela. "Prefiro que você diga: 'Eu decidi aceitar', porque isso significa que você tem mais domínio da situação, porque a decisão foi sua." Isso é mais importante ainda porque os cuidadores estão presos em uma situação fora do controle; portanto, qualquer situação em que sejamos capazes de sentir que estamos fazendo uma escolha é benéfica. Por isso, resolvi aceitar a DFT e sua ambiguidade.

"Essa [aceitação] é fundamental porque, para muitas pessoas, a doença vai ser duradoura, então é preciso se manter forte para aguentar a ambiguidade do 'ele está aqui, mas também não está'", diz a Dra. Boss.

Decidir aceitar a DFT tem sido ao mesmo tempo libertador e estabilizador. Não luto mais contra o que é, porque isso só me manteve estagnada, impedindo de seguir em frente. Não estou mais em negação. Em vez disso, estou trabalhando para abraçar essa jornada. Se parecer adequado para você, ou quando você estiver pronto, tente dizer a si mesmo: "Eu decidi aceitar esta jornada." Pare um momento e perceba como isso ressoa na sua mente e no seu corpo. Você sente seus músculos relaxando e ficando menos tensos? (Não percebemos quanta tensão guardamos no nosso corpo.) Isso alivia a tensão? Você pode até chorar. Falar isso pode não funcionar para todos, mas admito que me ajudou imensamente, e vale a pena a tentativa.

Ressignificação extraordinária: eu consigo encontrar alegria nas pequenas coisas

Conforme a doença de Bruce progredia, eu me estressava muito para entender se podia fazer alguma coisa por mim mesma enquanto meu marido estava vivendo com DFT. Estou falando de coisas pequenas como caminhar em um parque próximo ou tomar um café com uma amiga. Foi preciso tempo e muita terapia para perceber que tenho direito à vida e que isso não atrapalha Bruce em nada. O que aprendi nesse processo, conforme a vida da minha família desmoronava, foi que eu amo a vida. Na verdade, eu não sabia o quanto amava até que as coisas foram acontecendo. Há momentos muito pequenos a que não damos o devido valor, como aproveitar a paisagem no caminho de casa ou parar para tomar um café gelado sem nenhuma preocupação.

Como você sabe, o papel do cuidador de alguém com demência não é algo que surge da noite para o dia. É um processo lento e, olhando para trás, pode ser difícil ver em que ponto seu papel de filho/cônjuge/parceiro/qualquer outro se transformou no de cuidador. Nesse processo confuso, deixei de ser a protagonista da minha história e passei a ser figurante. Parte da minha ressignificação foi perceber que isso tinha que mudar. Eu não queria apenas sobreviver em meio à tristeza. Eu queria florescer e, como já disse, aprendi que o meu florescimento não significa a piora de Bruce, e eu *não* florescer não vai fazê-lo melhorar.

Por causa dessa doença, as pequenas coisas me dão muito mais prazer do que antes. Por exemplo, depois de conseguir a ajuda de que precisava, posso aproveitar coisas simples como pegar as meninas na escola em uma sexta-feira e dizer espontaneamente: "Vamos jantar e tomar sorvete no shopping." Dou muito mais valor a isso agora do que antes da DFT. Essa é a ressignificação. Faço um esforço consciente toda manhã quando abro os olhos para me conectar à gratidão e pensar em como posso tornar o dia gratificante. Faço isso por mim e pelas nossas duas filhas. Também o faço por Bruce, que não gostaria que fosse diferente. Tenho certeza de que, se os papéis estivessem invertidos, ele estaria fazendo o mesmo; afinal, como compartilhei anteriormente, uma de suas falas preferidas era "curta a vida", e eu ia querer que ele criasse belas lembranças com as nossas filhas, não que passasse os dias zangado, ressentido e nervoso, pois isso as afetaria negativamente. Quero honrá-lo e ensinar minhas meninas a fazerem o mesmo. Isso também é ressignificar.

"Você pode viver. Você pode se interessar pelas coisas e não precisa sacrificar a sua vida porque o seu ente querido está doente", disse minha terapeuta, Kathleen, e ela ainda me lembra disso. É muito fácil querer voltar a me isolar e recusar convites de amigos ou familiares. Mas não quero tirar mais nenhuma alegria das minhas filhas. Elas passaram por muita coisa com o pai, e já sofreram uma perda muito grande. Apesar disso, quero que aproveitem a infância, não que olhem para trás e a vejam completamente ofuscada pela DFT.

Chegar até aqui foi um processo longo e nada fácil, e, sim, encontramos obstáculos no caminho. Mas faço disso um esforço consciente. Encontrar pequenos momentos de alegria faz diferença; talvez olhar para a vida dessa maneira também possa te ajudar. E você, quais momentos trazem, mesmo que só um pouquinho, uma sensação de alegria? É ouvir sua música preferida, andar em meio à natureza ou rir com um amigo? Você consegue planejar algo pequeno, como tomar um café com alguém, fazer uma pausa rápida para dançar ou tirar um momento tranquilo para ler? Pense se você pode abrir espaço, mesmo que seja apenas uma fresta, para algo que seja agradável no seu dia. Pode parecer difícil fazer isso no início, mas vai fazer toda a diferença.

Ressignificação extraordinária: eu vivo no aqui e no agora

Este rumo inesperado pelo qual a vida levou me ensinou a importância de estar presente no aqui e no agora, não postergar o que eu posso fazer hoje e trabalhar sempre em direção a objetivos pessoais que podem ser roubados durante a jornada de cuidados. Percebi que cuidar é só um papel na minha vida, um papel importante, mas não me define. Tenho tentado estar mais presente com as meninas e ser mais espontânea no geral, algo que Bruce me ensinou.

É impossível controlar tudo. Digo isso depois de ter enlouquecido tentando fazer e controlar tudo. Não deu certo. Só me deixou mais louca, sem energia e me fez perder a paciência com todos ao meu redor. As coisas vão acontecer. Se há um certeza nessa doença, é essa. Você não consegue se preparar para tudo, mas pode escolher aceitar o novo mundo em que está vivendo.

Assim como em muitas outras coisas, ainda tenho que trabalhar nisso. Por exemplo, não é fácil criar novas lembranças sem Bruce e fazer com as meninas coisas que nós queríamos viver como família. Mas é ele quem me motiva a fazer exatamente isso. Ele era divertido e queria que todos se divertissem também, então é dessa forma que a nossa família vai continuar a honrá-lo.

Com isso em mente, decidi levar Mabel e Evelyn em uma das viagens que Bruce e eu sonhávamos em fazer com elas: Japão na primavera para ver as flores de cerejeira. (Foi o momento de fechamento de um ciclo: no fim da adolescência, fui para o Japão por causa de um contrato de trabalho como modelo. Naquela época, todo mundo no avião assistia ao mesmo filme, que era exibido em uma pequena TV no alto do corredor, e estava passando *Armageddon*. Lágrimas caíram pelo meu rosto quando vi o personagem de Bruce se despedir da filha, interpretada por Liv Tyler.)

Nossa viagem ao Japão foi muito significativa — afinal, as meninas estavam em uma idade em que já podiam apreciar a comida e a cultura —, mas também foi de partir o coração fazê-la sem Bruce. Tentei prestar atenção e não pesar o clima dizendo: "Se o papai estivesse aqui, ele teria dito isso" ou "Puxa, o pai de vocês teria adorado aquilo", mas isso não quer dizer que eu não estivesse pensando essas coisas. Com frequência. Porque ele teria adorado cada momento daquela viagem. O simples fato de escrever isso traz lágrimas aos meus olhos — por ele, por mim e por toda a nossa família. Mas, como dizemos na comunidade da DFT: "Essa é a realidade" e, para homenagear Bruce, tenho que reformular essa jornada e manter tanto a gratidão quanto o luto. (Isso faz parte do pensamento "isso *e* aquilo" sobre o qual já falamos.)

Outra coisa que ajuda é o mantra que a minha terapeuta, Kathleen, me ensinou: "Fique aqui, não entre lá." Dizer isso em voz alta me traz de volta ao presente e me ajuda a parar de me preocupar com os "e se" do futuro. Às vezes, tenho que repetir isso para mim mesma vinte vezes por dia, mas funciona. Começo a sentir os pés no chão, me conecto de volta ao meu corpo e diminuo o ritmo da respiração. Diga comigo: "Fique aqui, não entre lá." Tente fazer isso quando sentir que os seus pensamentos estão muito à frente e você precisa voltar ao momento presente. Também pode ser útil escrevê-lo em um post-it e pendurá-lo em algum lugar onde você possa vê-lo ou configurá-lo como um lembrete que aparece de tempos em tempos no seu telefone.

Ressignificação extraordinária: a pessoa amada ainda está aqui

A DFT é horrível, e é traumático vê-la roubar a pessoa amada aos poucos. Outras formas de demência também são trágicas. Mas aqui está a ressignificação: essas doenças lhe dão tempo com quem você ama.

Elas não são levadas na mesma hora.

"A despedida prolongada da doença de Alzheimer pode ser vista como um presente quando comparada a mortes súbitas e brutais em outras tragédias", diz Patti Davis. Quando conversamos sobre isso, refletimos sobre como a vida é imprevisível, como as pessoas podem nos deixar em um piscar de olhos, às vezes sem nem termos a chance de dizer adeus. Por mais dolorosa que seja a demência, ela oferece algo raro: tempo. Tempo para ficar junto, expressar amor e valorizar até mesmo os menores momentos. Não é o caminho que nenhum de nós escolheria, mas há beleza nas oportunidades silenciosas que ela nos dá para nos conectarmos enquanto podemos.

Com a demência, você não está com a pessoa que conheceu, mas pode estar com uma nova versão dela. Eu sei que isso pode ser difícil. Há momentos raros em que o velho Bruce emerge em um sorriso sarcástico, um brilho, uma risada ou um gesto que me faz rir como antes. Esses vislumbres me levam de volta no tempo. No entanto, com a mesma rapidez que vêm, eles vão embora, e quando sou empurrada de volta à realidade bruscamente, sou recebida por um luto intenso e uma tristeza insuportável. Às vezes, acho que prefiro não ver esses vislumbres e, em vez disso, aceitar essa nova pessoa. Mas esses momentos também me lembram de que Bruce ainda está aqui e, por fim, sou grata por cada vislumbre, por mais que sejam breves ou dolorosos para mim.

Lembre-se de que pelo menos uma parte do seu ente querido ainda está com você, mesmo que não seja o mesmo relacionamento ou pessoa que você conhece desde sempre. Portanto, se você também tiver esses momentos fugazes, por mais difíceis que sejam, reserve um segundo para apreciá-los. Essa é a reformulação. A escolha que faço é aceitar que há uma parte boa que vem com a parte ruim.

Estou tentando ensinar isso às minhas meninas também. É doloroso para elas verem o pai como está hoje e, por serem tão jovens, essas parecem ser as lembranças mais nítidas dele neste momento. Essa é a parte ruim. A parte boa é que elas ainda têm um tempo com Bruce e, por isso, conseguiram, aos poucos, se adaptar à ideia da doença e conviver com essa nova versão dele de maneira graciosa e linda.

Outra parte da ressignificação é que elas conseguem ver que estamos cercando o pai de muito amor e carinho, e estão aprendendo que é isso que fazemos pelas pessoas que são queridas para nós. Elas veem que outros membros da família e amigos continuam a visitar Bruce. Espero que isso lhes mostre o quanto o pai delas era importante para tantas pessoas, tanto no nosso círculo íntimo quanto fora dele, e como os relacionamentos eram importantes para Bruce. Espero que isso mostre a elas como somos abençoadas e afortunadas, porque, mesmo que isso seja terrível, sempre poderia ser pior. Isso não é apenas reformulação — essa é a verdade que eu conheço.

Ressignificação extraordinária: minha pessoa está vivendo no presente

Sim, é difícil ver o que a DFT fez com alguém que era tão vibrante, engraçado, animado e carinhoso. Mas, quando olho para Bruce agora, ele parece feliz. Não está pensando no que aconteceu ontem nem no que vai acontecer dali a uma hora. Ele está no aqui e no agora e muito presente. Não está sentindo dor. É uma das coisas mais bonitas de testemunhar. (Por ser uma pessoa preocupada cuja mente está sempre trabalhando, às vezes me pergunto como deve ser isso.)

Claro que não é o ideal, mas essa é a reformulação. É assim que encontramos beleza na tristeza. A doença de Bruce, acredito, deu a ele uma dádiva: não saber o que é a DFT. Essa pode ser a única coisa que aprecio nela. Se Bruce tivesse dito: "Emma, acho que tem alguma coisa errada comigo. Estou com medo", teria sido profundamente angustiante para mim. Sou grata por não ter tido essa experiência. Em vez disso, penso em algo que Bruce dizia com frequência: "Eu sou só um cara normal que teve uma vida incrivelmente abençoada."

Essa também pode ser a sua reformulação. Se a pessoa amada não está ciente do que está acontecendo, veja isso como uma bênção por ela não estar com medo nem preocupada, está apenas vivendo minuto a minuto, cercada pelo seu cuidado e pelo seu amor.

Ressignificação extraordinária: cuidar de alguém é transformador

Mesmo em meio ao luto, ao trauma e à imensa tristeza, me tornar a parceira cuidadora de Bruce tem sido uma das experiências mais gratificantes e transformadoras da minha vida. Ela reformulou para melhor quem eu sou em nível celular. Fiquei mais compassiva. Sou capaz de manter mais espaço, paciência e compreensão pelo que os outros podem estar passando. Tenho mais confiança em mim e nas minhas habilidades, e isso tem sido inestimável. Esta jornada não é fácil de jeito nenhum e eu não estou fazendo isso com perfeição — cometi muitos erros e, sem dúvida, vou cometer outros, mas escolhi crescer com cada um deles. Pensei que, se essa seria a nossa nova vida, eu queria aproveitá-la ao máximo.

Mas não cheguei a essa perspectiva da noite para o dia. Naqueles primeiros dias, eu me sentia bem longe disso, e é por isso que fico feliz que este livro esteja nas suas mãos agora. Quando recebemos o diagnóstico, tudo parecia pesado e avassalador. Mesmo antes disso, quando eu ainda não sabia o que estava errado, tive que ser firme, equilibrando cuidar de Bruce com cuidar das nossas filhas.

Como pai ou mãe, nosso instinto é sempre colocar os filhos em primeiro lugar. Mas havia momentos em que era necessário priorizar o bem-estar de Bruce, porque a estabilidade dele favorecia um ambiente mais tranquilo em casa. Era um equilíbrio delicado, que nem sempre parecia claro ou fácil, mas, olhando para trás, fico orgulhosa de ter chegado tão longe. Ganhei uma compreensão mais profunda dos cuidados, dessa doença e de como defender não só Bruce, mas também a mim e à minha família. Acima de tudo, tenho orgulho do quanto cresci como pessoa. Essa jornada moldou profundamente a maneira como vejo o mundo.

Ao longo do caminho, parabenize a si mesmo pelo trabalho que está fazendo, um dos trabalhos mais difíceis do mundo, e perceba o quanto você cresceu. Pare para reconhecer as coisas que está aprendendo e as novas habilidades que está absorvendo. Isso não é pouca coisa.

Ressignificação extraordinária: estou experimentando o amor incondicional

Minha conexão com Bruce agora é diferente de quando começamos, mas também é muito mais profunda. Embora seja difícil articular isso, vou tentar. Primeiro, é lindo conhecer e sentir esse tipo de amor incondicional e apreço pelo meu marido. Como o amor que um pai tem pelos filhos, esse amor não tem expectativas. O que percebi é que, antes da DFT, meu relacionamento com Bruce tinha condições — muitas condições, na verdade. Eu esperava que ele fosse meu parceiro em todos os sentidos: para ajudar a planejar o nosso futuro, estar presente e emocionalmente disponível não só para mim, mas para as nossas filhas e atender às minhas necessidades de maneiras específicas.

Antes de eu saber que o cérebro de Bruce estava mudando aos poucos por causa da DFT, passamos por um período em que lutamos com muitas falhas de comunicação e uma incapacidade de nos conectarmos, algo muito doloroso para mim, pois sempre parecíamos em sincronia. Senti como se estivesse batendo a cabeça numa parede de tijolos e muitas vezes ficava frustrada e confusa. Não parecíamos mais alinhados com os nossos planos para o futuro, as nossas tradições pareciam estar caindo no esquecimento e as nossas responsabilidades compartilhadas se tornaram tudo, menos compartilhadas. Cheguei a pensar em pedir o divórcio.

Quando percebi que as mudanças em Bruce eram causadas por algo fora do controle dele, mudei de ideia. Entendi que o homem gentil, atencioso e compassivo por quem eu tinha me apaixonado estava ali o tempo todo. Foi a *doença* que começou a tirar os traços que faziam com que ele fosse *ele*. Consegui perdoar e esquecer e me apaixonei por Bruce de um jeito diferente e incondicional. Isso é uma grande dádiva, ainda mais porque eu passei a vida toda querendo conhecer e sentir amor incondicional por um parceiro.

Quando eu era jovem, não ficávamos morando no mesmo lugar por muito tempo. Quando os meus pais se casaram, o trabalho do meu pai em uma empresa de petróleo nos levou a morar em vários lugares do mundo. Nasci em Malta e depois moramos no Líbano, na Arábia Saudita, na Venezuela e no Texas, para citar apenas alguns locais, até que nos estabelecemos na Califórnia quando eu tinha 7 anos, e meus pais se divorciaram. De lá, minha mãe e eu nos mudamos para Tottenham, em Londres. Com essas mudanças constantes, nada parecia normal nem seguro. Isso não é uma crítica à minha mãe, porque ela era a minha segurança e o meu lar, não importava onde estivéssemos, mas as coisas que aconteciam ao nosso redor pareciam incertas e às vezes um pouco caóticas. Eu ansiava por estabilidade. Queria uma casa onde pudesse fincar raízes e criar lembranças duradouras. Então, por mais imaturo que isso possa parecer, eu ansiava pelo romance de conto de fadas que via nos filmes. Uma vida calma e "normal" com uma casinha de cerca branca realmente me atraía, assim como um relacionamento construído com amor incondicional. Essa doença trouxe esse tipo de amor; não era assim que eu queria vivê-lo, mas eu consegui o que tinha pedido e tentei ver como uma bênção.

Parte disso é que as minhas expectativas também amoleceram. Antes da doença de Bruce, ele sempre fazia com que ocasiões como aniversários de casamento e de nascimento fossem muito especiais. Por exemplo, ele me mandava dezenas e dezenas de rosas. (Embora eu adore flores, nunca consegui lhe dizer que não gosto de rosas, porque a intenção era muito fofa.) Ou ele fazia uma reserva para jantar no meu restaurante preferido e pedia uma bela garrafa de Cabernet porque sabia que eu não gostava de champanhe. Eu adorava o modo como Bruce comemorava tudo de um jeito tão grandioso; por exemplo, os aniversários não eram comemorados apenas no *dia*, era o *mês* inteiro de aniversário. Era animado e divertido, e era um mundo que eu não conhecia antes dele. A parte difícil foi que ele elevou demais o nível, então, conforme a doença progredia, ele não conseguia mais manter as comemorações, e isso era confuso e triste para mim. Ainda mais porque ele era o romântico do nosso relacionamento. Agora, quando o nosso aniversário de casamento ou o meu aniversário se aproxima, não tenho mais a expectativa do que pode acontecer. Mas a beleza disso é que nós simplesmente podemos estar juntos. Posso ficar sentada com Bruce e apreciar a vida e a família que criamos e tentamos manter. Sim, eu lamento o que aconteceu, mas também me sinto muito grata por experimentar um amor sem limites e sem expectativas.

Se está cuidando de um ente querido — parceiro, pai, mãe, amigo, até mesmo uma criança —, você está praticando algo sobre o qual muitos de nós falamos, mas poucos de nós realmente conseguem colocar em ação: o amor incondicional. Você está cuidando das necessidades da pessoa amada sem expectativas e de forma incondicional. Isso não é pouca coisa. Pare por um instante para reconhecer o que isso significa. A energia e o cuidado que você está oferecendo vêm de um lugar de puro amor e conexão. E, embora possa ser cansativo, também é profundo e bonito. Ao praticar isso, você não está só cuidando da pessoa amada, está incorporando um amor que vai nutrir e transformá-lo. Então, quando tudo parecer avassalador, lembre-se do seguinte: Você está presente da maneira mais pura e significativa possível. E isso é uma dádiva incrível, não só para eles, mas também para você.

Ressignificação extraordinária: a pessoa amada me ensinou muito

"Muitas vezes perguntamos: 'Por quê? Por que o meu ente querido teve Alzheimer quando aquele cara péssimo do nosso quarteirão está ótimo? Por que não foi ele que teve essa doença?'", diz Patti. "Embora seja humano e natural questionar o motivo, essa é a pergunta errada. Você nunca vai entender o motivo, então não perca seu tempo com isso. Perguntas melhores são 'O que eu posso aprender com isso?' e 'Como posso crescer com essa experiência?'. Se você se mostrar receptivo às lições que pode aprender nessa situação, vai conseguir mudar sua vivência em relação a essa experiência, pelo menos de maneiras sutis."

Há tantas coisas que aprendi com Bruce que me ajudaram nessa jornada. Como mencionei, sendo criada por uma mãe solo que fazia tudo sozinha, fui ensinada a ser independente e autossuficiente. Então, fiquei muito grata quando Bruce entrou no meu mundo, porque ele tomou as rédeas. Eu finalmente podia relaxar e baixar a guarda. Aprendi com a confiança e a maneira dele de assumir o controle. Eu ficava tão tranquila quando estava ao lado dele — ou até mesmo um pouco atrás, para ser sincera — e agora tenho que liderar a nossa família e ele. Foi assustador no início... *muito* assustador. O mundo de Bruce é enorme, mas, por causa do que ele me ensinou sobre liderança, agora faço isso com muito orgulho. Sinto que estou passando o que aprendi para nossas filhas, ajudando-as a se tornarem resilientes e capazes, algo que o deixaria muito orgulhoso e feliz. (Afinal, Bruce sempre disse: "As mulheres deveriam estar no comando de tudo... deveriam ser presidentes de todos os países do mundo. Os caras não chegam nem aos pés; eles meio que passam a vida bagunçando tudo.")

Também sou grata por tudo que aprendi com Bruce ao longo dessa jornada com a DFT. Ele trouxe mais amor, compaixão e empatia para o nosso mundo. Aprender a apoiá-lo e à nossa jovem família me empoderou de diversas maneiras. Eu me tornei uma solucionadora de problemas, uma fazedora e fiquei muito capaz. Essas são partes da minha personalidade e do meu caráter que eu não sabia que existiam — ou, pelo menos, não nessa medida. Não, eu não entendo de ciência, ainda mais porque as coisas estão sempre mudando conforme a doença de

Bruce progride e as nossas meninas ficam mais velhas, mas estou sempre aprendendo e crescendo. E foi na confiança que Bruce exalava que eu me agarrei, o que me ajuda a fazer isso todo santo dia.

Quando você tiver um minuto, anote algumas coisas que aprendeu nesta jornada ou habilidades que adquiriu e que não tinha ideia de que poderia ter. Mantenha essa lista por perto e adicione itens com o passar do tempo. Olhe para ela quando precisar de uma reformulação ou de uma pausa a fim de parabenizar a si mesmo.

Ressignificação extraordinária: minha família também está aprendendo

Outro dia, eu estava levando Mabel a uma consulta médica e uma mulher no carro na frente do nosso parou bem diante do prédio do consultório, em uma zona de estacionamento proibido. Eu estava frustrada, sem saber se ia conseguir contorná-la, pois havia só uma vaga estreita ao lado do carro dela.

— O que essa pessoa está fazendo? — falei, bufando. — Por que ela estacionou ali?

— Mãe, talvez seja uma cuidadora tentando tirar a pessoa com demência do carro — disse Mabel. — Vamos esperar.

Uau. Ela tinha toda razão. Embora eu pudesse ter tido mais paciência com a pessoa que estacionou na vaga errada, Mabel demonstrou muita empatia e um jeito diferente de pensar. Será que isso veio da experiência dela com Bruce? Acho que sim. Essa é uma parte da essência das minhas duas filhas. Elas são gentis, cuidadosas e atenciosas e transitam pela nova realidade com beleza e graciosidade, além de me ensinarem umas coisinhas.

Quando Evelyn estava no quarto ano, ela voltou da escola e me disse:

— Você sabia que pessoas com demência podem ter uma desidratação grave?

— Eu não sabia — respondi. — Como foi que você aprendeu isso? Ela explicou que teve um tempo livre na escola e decidiu procurar "fatos divertidos" sobre demência.

Bem, todos sabemos que a demência não é exatamente algo "divertido", mas ela tinha só 8 ou 9 anos na época, e tenho que admitir, aquilo me fez rir. Ela com certeza é filha de Bruce, curiosa e sempre ávida para aprender e compartilhar fatos "divertidos" aleatórios.

— Obrigada por me avisar — falei para ela. — Vamos deixar sempre uma garrafa de água perto do papai. O que você acabou de fazer é uma das atitudes mais amorosas e empáticas que se pode fazer por alguém. Ser curiosa e pesquisar sobre o que eles estão passando e como apoiá-los é um verdadeiro ato de amor e bondade.

Você não é a única pessoa que está aprendendo na jornada de cuidados. Todos no seu círculo íntimo — filhos, sobrinhos, pais, amigos próximos — estão sendo modificados por essa experiência. Nossas filhas tiveram que crescer mais rapidamente e testemunhar mais do que deveriam na idade delas. Fico triste ao ver um pouco da inocência sendo roubada, e há partes que não posso controlar, então, assim como uma grande parte da jornada da DFT, decidi aceitá-las. Elas tiveram muita coisa para processar e perderam muitas outras durante essa reviravolta traumática e dolorosa, mas ainda podia ter sido pior. Afinal, elas testemunharam o que é o amor e como estamos presentes para as pessoas que mais importam. Isso as mudou para melhor. Tenho muito orgulho dessas duas meninas.

Pouco depois do diagnóstico de Bruce, eu estava falando sobre elas com um amigo próximo da família, Robert Kraft. Ele disse: "Estas são as cartas que as suas filhas receberam no jogo da vida, e elas vão aprender a jogá-las."

Essa frase ficou na minha mente desde então. Sim, elas receberam uma mão horrível, mas jogam essas cartas com habilidade e vão continuar fazendo isso.

Ressignificação extraordinária: estou causando impacto na pessoa amada

Espero que você sinta consolo ao saber que o que está fazendo é nobre e admirável. Isso se aplica ainda mais se você está cuidando de alguém que não é próximo ou com quem tem um relacionamento difícil, pois isso vem com um conjunto específico de complicações.

Poder fazer algo por Bruce, depois de tudo o que ele fez por mim me deu mais autoestima. Um dia, vou deixar esta Terra com a certeza de que causei um impacto positivo na vida de alguém, mesmo sabendo que, inevitavelmente, a doença dele ia vencer no final. Eu dou o meu máximo para garantir que Bruce esteja confortável e seja cuidado da melhor maneira. Na verdade, estou orgulhosa de mim por ter conseguido lidar com a doença dele.

Eu sempre escuto as pessoas dizerem: "Não sei como você faz isso. Eu não conseguiria." Mas acho que elas estão se menosprezando; a maioria das pessoas estaria presente, e essa é a beleza da humanidade, porque não existe outra maneira de contornar essa doença a não ser enfrentá-la. Ninguém quer ter que passar por essa jornada, mas, quando ela bater à porta, as pessoas vão atender, assim como *você* está fazendo.

É gratificante aprender a cuidar de Bruce e obter novas habilidades de vida. É algo que eu jamais teria imaginado, mas comemoro a maneira como tenho conseguido estar presente para ele e para a nossa família. Gosto de pensar que ele também ficaria orgulhoso.

Eu gostaria que você tirasse um momento para se parabenizar. Sei como é difícil nos parabenizar, então, se você não consegue dizer isso sobre si mesmo, eu digo. Estou muito orgulhosa de você. E Bruce diria: "Você está indo muito bem."

SEJA GENTIL CONSIGO MESMO

Uma reformulação importante para nós, cuidadores, é como falamos conosco. Sei que muitas vezes me repreendo, dizendo coisas como: "Não tive paciência suficiente hoje" ou "Emma, qual é o seu problema?". Minha terapeuta, Kathleen, me ensinou a mudar isso.

"Em vez de ser rígida consigo mesma, elogie-se com uma voz interna afetuosa", explica ela. Por exemplo, nos dias em que não tenho paciência, reformulo e suavizo essa voz interior dizendo a mim mesma: "Ok, não foi uma ótima tarde. Mas amanhã é um novo dia" ou "Foi um dia difícil, mas você com certeza esteve presente". É muito fácil falar mal de nós mesmos. Por favor, tente mudar essa voz interior. Tenha um pouco de compaixão e entenda que o que você está fazendo é difícil.

Ressignificação extraordinária: posso levar meu ente querido para os momentos importantes

Recentemente, Mabel se formou no sexto ano. É sempre difícil quando acontecem esses marcos, porque Bruce não pode comparecer. Em circunstâncias diferentes, ele não perderia nada, pois amava torcer pelas suas meninas. Na verdade, posso dizer com confiança que o "UHUUU!" dele teria sido o mais alto no salão, do tipo que provavelmente envergonharia demais uma menina de 12 anos! Mas, quando as pessoas dizem que seu ente querido está lá em espírito, eu acredito. Então, por mais louco que isso possa parecer, nesses eventos eu fecho os olhos e mentalizo Bruce para que ele esteja ali. Entro intencionalmente no subconsciente dele e o levo até lá.

Veja bem, estamos vivendo de um jeito que não parece convencional o dia inteiro. Nada nessa jornada parece "normal". Canalizá-lo para estar presente me dá um pouco de paz e acalma a minha tristeza. Portanto, faça tudo que ajudar você a honrar os seus sentimentos e o seu ente querido quando ele não puder participar dos momentos mais — ou menos — importantes da vida.

Se isso parecer muito místico para você, tente carregar um dos pertences da pessoa amada, algo que caiba no seu bolso ou que você possa segurar ou tocar e que o conecte a ela. Bruce era um cara que gostava de lenços, então eu sempre levo um dele no bolso ou na bolsa. É outra maneira de tê-lo comigo nesses momentos significativos, e, com todas as lágrimas que eu derramo nesses eventos, acabo usando de qualquer maneira.

Hoje em dia, quando a minha mãe e eu observamos as meninas fazendo as coisas delas, às vezes acompanhadas por outros membros da família na torcida, ficamos radiantes de orgulho. Como fizemos na formatura de Mabel, também derramamos lágrimas de felicidade pelas realizações delas, bem como lágrimas de tristeza porque o pai não pode estar lá. A minha mãe sempre se inclina e diz: "Bruce teria adorado esse momento." Isso é algo em que eu sempre penso nessas horas, mas não tenho forças para dizer em voz alta, pois eu desmoronaria. Fico feliz que a minha mãe possa verbalizar e expressar o que estou pensando.

Ressignificacão extraordinária: posso transformar a dor em propósito

Há apenas um elemento que faz com que a minha história seja diferente da sua: quem o meu marido é para este mundo. Esse é o único motivo pelo qual a situação de Bruce conseguiu atrair atenção em massa e tração. Tirando isso, não sou nada diferente de você. Verdade seja dita, prefiro estar nos bastidores, mas a minha motivação para ajudar os outros se tornou maior do que o desejo de ficar na minha zona de conforto.

Recentemente, me deparei com o termo "euforia do cuidador", que descreve a sensação de realização e felicidade que experimentamos quando retribuímos algo. Também existem pesquisas que mostram que atos de bondade podem aumentar as endorfinas e reduzir o estresse. Assim que entendi isso, o meu desejo de retribuir fez todo o sentido. Percebi que toda vez que me abria e compartilhava a nossa história ou oferecia apoio a outro cuidador, eu me sentia mais leve, não porque o peso da nossa situação diminuía, mas porque ajudar os outros dava mais significado a ela. Há uma certa euforia que vem quando apoiamos outra pessoa. Essa sensação de felicidade parece uma dádiva, e eu me vejo abraçando-a cada vez mais, porque, sinceramente, eu preciso de todas as injeções de endorfina possíveis!

Retribuir virou parte de como lido com a situação. Isso muda o foco do que foi arrancado de nós para o que posso oferecer em troca. De muitas maneiras, compartilhar a nossa história tem me curado e, se também ajudar outra pessoa ao longo do caminho, vale a pena sair da minha zona de conforto para usar a minha voz e plataforma. Ainda mais porque Bruce sempre fez isso.

Em 1995, ele fundou a Willis Foundation, uma fundação que busca apoiar jovens, oferecendo serviços, educação e bolsa de estudos para aqueles que atingem a maioridade, e precisam sair do sistema de adoção. Em decorrência disso, o presidente George W. Bush o nomeou porta-voz nacional para crianças em lares de acolhimento familiar em julho de 2002. Ele ajudou a lançar o adoptuskids.org, uma iniciativa nacional que conecta crianças à espera de adoção com famílias que querem adotar. Bruce também acreditava profundamente em honrar e inspirar veteranos. Em 2002, ele comprou da filha, Tallulah, 12 mil caixas de biscoitos das meninas escoteiras (foi fácil ganhar o prêmio naquele ano!) e as enviou para marinheiros a bordo do USS *John F. Kennedy* e para tropas no Oriente Médio, um pequeno gesto para fazê-los lembrar do seu país natal. Depois, em 2003, como parte de uma turnê da USO [Organização Mundial de Serviços], ele viajou para o Iraque com a própria banda, os Accelerators, se apresentando para aumentar o moral das tropas com base no exterior. Esse compromisso também se estendia aos veteranos feridos. Ele participou de uma campanha de televisão para o Wounded Warrior Project [Projeto Guerreiro Ferido], defendendo o apoio público para ajudar os veteranos na recuperação e na transição de volta à vida civil. As ações de Bruce foram motivadas por uma convicção silenciosa de que defender pessoas que não têm voz poderia desencadear mudanças significativas.

Tendo aprendido com o melhor, encontrei um novo propósito, o qual admito que eu nunca teria procurado, relacionado a algo que parece muito doloroso. Essa é a ressignificação.

Por meio da AFTD, posso unir forças com outros ativistas e ser útil para essa comunidade. Quando o que compartilho sobre a jornada da nossa família chama a atenção da imprensa, sei que existem milhares de histórias não contadas iguais à minha, e todas merecem compaixão e preocupação. Quando ouço histórias de outras famílias afetadas pela

DFT ou outra forma de demência, ouço o eco da nossa história de luto, perda e imensa tristeza. Para mim, é importante ser ativista pelas famílias que não têm tempo, energia ou recursos para se defender.

Por mais difícil que tenha sido compartilhar publicamente o diagnóstico de DFT de Bruce, senti um chamado para ir além da declaração da nossa família, com o objetivo de usar a minha voz para conscientizar as pessoas sobre essa e outras doenças neurodegenerativas. Eu não queria que a DFT escrevesse a nossa história, eu mesma queria escrevê-la. Já vi pessoas fazerem isso por causas importantes e doenças, e as mudanças que aconteceram foram notáveis. Por exemplo, a Michael J. Fox Foundation arrecadou mais de 2,5 bilhões de dólares para pesquisas sobre Parkinson, outro tipo de doença neurodegenerativa, desde sua fundação, em 2000. As iniciativas da fundação levaram a avanços inovadores, incluindo a identificação dos principais biomarcadores e o avanço de tratamentos que nos aproximam de uma cura. É um exemplo poderoso do que pode acontecer quando as pessoas se reúnem com propósito e determinação. É algo que Bruce sempre fez e que me inspirou a construir sobre o seu legado, que já era impactante.

Quero que as pessoas saibam que a DFT existe para que, se notarem mudanças nos seus entes queridos, qualquer que seja a idade deles, possam se sentir capacitadas e munidas de conhecimento para conversar com um médico. Quero gerar conscientização sobre todas as doenças neurodegenerativas para aumentar a detecção precoce para que as pessoas passem menos tempo sem diagnóstico ou com o diagnóstico incorreto, pois isso pode acabar com famílias e relacionamentos, e para que tenham uma chance maior de ter acesso a testes clínicos que possam mudar a trajetória das doenças dos seus entes queridos.

Outro objetivo é ajudar a reduzir o estigma associado à demência. A DFT às vezes é chamada de *degeneração* frontotemporal, enquanto outros a chamam de *demência* frontotemporal. A palavra "degeneração" é precisa, pois essa doença faz com que partes da região frontotemporal do cérebro se degenerem. No entanto, um desafio de usar "demência" é que muitas pessoas a associam automaticamente à doença de Alzheimer e à perda de memória, enquanto a DFT se apresenta de maneira diferente. Também existem opiniões variadas dentro da comunidade sobre o uso de "demência" como um termo geral. Muitos sentem que esse termo cria uma imagem apenas dos estágios posteriores da doença e não leva em conta o período em que a pessoa tem sintomas iniciais e ainda está muito ativa e engajada. Prefiro "demência" porque quero normalizar o uso da palavra e, assim, reduzir o poder que ela tem de invocar um estigma. Pesquise e aprenda mais sobre os termos "demência" e "degeneração" e veja o que você acha melhor. Não há respostas erradas.

As pessoas costumam vir até mim agradecer por compartilhar o diagnóstico de Bruce. O que percebi é que compartilhar a nossa história ajudou outras pessoas a se sentirem validadas e menos sozinhas quando dizem às famílias e aos amigos: "Meu ente querido tem a mesma doença de Bruce Willis." É como se colocar um rosto reconhecível na doença lhes desse permissão para falar, procurar ajuda e compartilhar as próprias experiências de maneira mais aberta. Quando compartilhamos, criamos conexão e compreensão, e é assim que começamos a normalizar a demência e a aliviar o fardo do silêncio que muitas famílias carregam. Minha esperança é que, em algum momento, as pessoas tenham naturalmente compaixão e compreensão por aqueles que são diagnosticados com DFT ou qualquer outra forma de demência e seus parceiros cuidadores sem ter que usar o nome de Bruce. Mas se a DFT se tornar conhecida como a doença de Bruce Willis assim como a ELA [esclerose lateral amiotrófica] é conhecida como a doença de Lou Gehrig, e se essa atenção elevar os níveis de pesquisa, financiamento e tratamentos e ajudar os próximos parceiros cuidadores, estarei satisfeita. E sei que Bruce também estaria. Vai fazer parte do incrível legado dele, um legado diferente do que esperávamos para as nossas filhas e para o mundo.

Também quero ajudar a reduzir o estigma em torno dos cuidados e mudar a narrativa em torno desse trabalho muito, *muito* difícil e sofrido. Por exemplo, existe um equívoco de que precisar de ajuda externa, como cuidadores profissionais, significa que você "fracassou" no papel de membro da família ou parceiro. Esse estigma pode impedir as pessoas de buscarem apoio. Ou, com muita frequência, vejo cuidadores se colocando uns contra os outros, comparando os cuidados que oferece com os cuidados de outra pessoa pelo próprio ente querido. *Eles estão fazendo mais do que eu? Será que estou fazendo o suficiente? Eu nunca faria isso com o meu ente querido.* Essas comparações e esses julgamentos podem gerar culpa e vergonha desnecessárias, em vez de criar o apoio e a conexão de que precisamos desesperadamente. A verdade é que cada jornada de cuidado é única, moldada pelas necessidades individuais do seu ente querido, da sua dinâmica familiar e da sua própria capacidade; não existem situações iguais. Não existe *apenas* um jeito de cuidar ou de ser um parceiro cuidador. É fundamental pararmos de nos comparar com os outros e, em vez disso, nos concentrarmos em animar uns aos outros. É assim que construímos uma comunidade e reconhecemos que estamos todos fazendo o melhor possível em uma situação impossível, com a qual nunca tínhamos sonhado.

Nesse sentido, quero ajudar a aumentar a conscientização de que cuidar não é só uma responsabilidade pessoal; é uma responsabilidade social, e é essencial que o governo do Estados Unidos e de todos os países invistam nas pessoas que prestam cuidados. O custo emocional, físico e financeiro para os parceiros cuidadores é imenso, especialmente no caso da DFT e de outras demências precoces, porque atingem pessoas na casa dos 40 e 50 anos, muitas vezes em uma fase de pico de rendimento. Como consequência, isso perturba a estabilidade financeira de um jeito para o qual poucas pessoas conseguem se preparar, ainda mais se você tiver filhos pequenos. Portanto, precisamos de melhores sistemas de apoio para os parceiros cuidadores, de uma reforma nas políticas de saúde e de mudanças legislativas nos níveis estadual e federal para garantir que os parceiros cuidadores tenham acesso a recursos vitais. A economia do cuidado nos Estados Unidos é uma infraestrutura essencial, que exige mais investimentos e atenção. Os cuidados não deveriam deixar ninguém se sentindo isolado nem sobrecarregado, porque não são apenas um dever pessoal, mas uma responsabilidade coletiva. Precisamos eleger líderes que reconheçam essa realidade e priorizem políticas que apoiem os cuidadores e as famílias.

Estou comprometida em usar a minha voz para aumentar a conscientização em prol dos cuidadores, da saúde do cérebro e da demência, porque acredito que a ação, a educação e a conversa aberta provocam mudanças. Existe uma coisa poderosa em pensar grande, em ter um objetivo que pareça maior do que você. Isso gera esperança e movimento, mesmo nos dias mais difíceis. Para mim, é um jeito de transformar a dor em propósito, de dar sentido a uma jornada que tem sido tão difícil. Saber que até mesmo um único cuidador vai poder se sentir visto ou apoiado faz com que o esforço valha a pena.

Há muitas maneiras de transformar a sua dor em propósito nesta jornada, seja se voluntariando ou doando para uma organização dedicada à doença do seu ente querido, ajudando um novo cuidador a encontrar recursos ou compartilhando a sua jornada com outras pessoas em um blog, editorial, site ou mídia social.

Também quero fazer isso para ensinar às minhas filhas a lição mais importante, uma lição que Bruce queria que elas aprendessem: que, mesmo diante das dificuldades, podemos escolher como vamos reagir. Podemos deixar a situação nos quebrar ou podemos usá-la como combustível para ajudar a nós mesmos e aos outros. Não acredito que as minhas causas ou as de Bruce precisam ser as delas, mas espero que, ao testemunhar este trabalho, levem adiante a empatia, a resiliência e o entendimento de que, mesmo nos momentos mais difíceis, ainda temos o poder de fazer a diferença.

Ressignificação extraordinária: meu trauma pode se tornar meu combustível para ver um dia melhor

Vivi alguns momentos traumáticos nessa jornada da DFT, mas um momento que deixou raízes profundas ocorreu na nossa consulta de diagnóstico. Como mencionei antes, ser dispensada com um "Volte daqui a alguns meses" e mais nada foi tão doloroso, assustador e, sim, traumático, que deixou uma marca permanente em mim, além de um desejo de evitar que outras pessoas vivam esse momento, se eu puder fazer isso.

O que percebi ao compartilhar a minha história foi que não sou a única que passou por isso. Parece que a regra é dispensar pacientes e seus cuidadores sem nada. A minha experiência levou a uma primeira ligação para o Dr. Bruce Miller, da UCSF, de quem falei no início deste livro. Sugeri a criação de um roteiro simples de uma página para os cuidadores, e ele aceitou a ideia. (Claro que sim; o Dr. Bruce Miller é um dos médicos mais atenciosos e cuidadosos que conheci no mundo da DFT.)

Os médicos não costumam ter muito tempo com os pacientes e os cuidadores, então senti que era essencial incluir uma lista de recursos importantes. Nada muito exagerado — apenas o suficiente para que o cuidador saiba que tem ajuda e apoio em algum lugar. Quero que saiam com alguma coisa tangível para não precisarem pesquisar na internet — ainda mais quando nem sabem o que devem procurar. A página permite que entendam o que é relevante no momento e deixem o resto para quando for necessário. Pode ser o primeiro ponto de navegação na jornada inesperada deles.

Torço para que mais médicos e consultórios sigam o exemplo e compilem esse tipo de roteiro. Os cuidadores já entram sobrecarregados no diagnóstico. Espero que isso tire pelo menos um item da lista.

Sei que já compartilhei a história de sair da consulta de diagnóstico sem qualquer orientação, mas, se algo de bom pode vir dessa consulta, é importante que eu me concentre nisso. O meu trauma se tornou o combustível para ver um dia melhor para mim e para os outros. Espero que, em algum momento, o seu trauma também se torne combustível para algo positivo.

Algo a considerar...

Um jeito de transformar a dor em propósito é considerar a doação do cérebro depois do falecimento de seu ente querido. Esta é outra área pela qual sou apaixonada, mas sei que é um assunto delicado. Muitos de nós declaramos em nossos documentos que queremos ser doadores de órgãos, um ato nobre e muito bonito que pode salvar vidas. No entanto, a doação do cérebro é um processo à parte e serve a um propósito diferente: promove pesquisas fundamentais para compreender melhor, tratar e, esperamos, curar doenças neurodegenerativas como DFT, Alzheimer e Parkinson.

De acordo com Bill Seeley, médico, professor de neurologia e patologia no Memory and Aging Center, da UCSF e diretor do Neurodegenerative Disease Brain Bank da UCSF, existem muitos motivos para considerar isso.

- **Encerramento emocional para você como parceiro cuidador e para a sua família**. Isso é mais verdadeiro ainda quando o diagnóstico da pessoa amada não consegue ser confirmado enquanto ela está viva.

  "A autópsia do cérebro resolve o problema de uma vez por todas, pode ajudar você a entender os sintomas e atribuir um diagnóstico específico ao problema", diz Seeley. "Para algumas pessoas, esse conhecimento as ajuda a se sentir mais seguras de que não havia mais nada a ser feito. Para outras, isso dá um alvo mais específico para o seu ativismo e, para outras, se transforma em uma questão de planejamento familiar e tratamento psicológico se, por exemplo, for identificada uma doença hereditária."
- **Um legado**. "Depois de lutar contra uma doença por tanto tempo, os cuidadores sabem melhor do que ninguém o custo que essas doenças podem ter para uma pessoa. Muitos expressam o desejo de fazer tudo que puderem para ajudar a evitar que outras pessoas tenham que passar pelas mesmas dificuldades", diz Seeley. "A doação do cérebro é um passo positivo e afirmativo que um cuidador pode dar para fazer a diferença na corrida para descobrir novos tratamentos e prevenções para a demência. O próprio paciente pode se consolar com esse gesto, se o estado cognitivo dele permitir."
- **Uma contribuição para a ciência**. Os benefícios da doação do cérebro para a ciência e a sociedade não são hipotéticos nem acadêmicos; são concretos e impactantes.

  "A maioria dos principais alvos terapêuticos que estão sendo buscados pela indústria farmacêutica hoje, incluindo os que deram origem a tratamentos recentemente aprovados para a doença de Alzheimer, foram identificados por meio do estudo do tecido do cérebro humano doado por pacientes", diz Seeley. "Sem as informações fundamentais que obtemos ao estudar o tecido do cérebro, simplesmente não conseguimos saber o que é determinada doença."

Katie Brandt, da Unidade de Distúrbios Frontotemporais do Massachusetts General Hospital, que cuidou do próprio marido que faleceu de DFT, acrescenta: "A dádiva da doação do cérebro é fazer com que a sua voz faça parte da história de desvendar os segredos da DFT e curá-la para sempre."

Se você quiser doar o cérebro, pode começar conversando com o seu neurologista, pois ele pode ajudar a entender os trâmites para isso. Se ele não estiver familiarizado com o processo, recursos nacionais podem oferecer orientação e informações. Saiba mais em braindonor-project.org e no site do ministério da saúde.*

NOSSA EXPERIÊNCIA DE CUIDAR muda a perspectiva de vida. Embora possa parecer um pesadelo horrível, eu juro que existem significados e propósitos a serem encontrados. Eu não percebi isso no início, e ninguém me disse o contrário, e é por isso que sinto que é importante compartilhar isso com você agora. Para alguns, essa jornada pode despertar um senso de propósito ou um chamado para retribuir de alguma forma. Mas também quero reconhecer que muitos podem não ter tempo, energia ou capacidade para buscar significados enquanto estão no meio da rotina de cuidados, e não há nenhum problema com isso. Saiba que há pessoas que veem você, estão ao seu lado e o estão animando. Se e quando estiver pronto, pode ser que você encontre a capacidade de se juntar a nós. Nossa vida pode parecer mais plena com mais significado e cor quando estamos abertos a permitir que isso aconteça, reconhecendo que tanto o positivo quanto o doloroso podem coexistir. Decidi aceitar o que é e procurar a beleza nesse novo capítulo. Espero que você também consiga fazer isso no seu próprio tempo.

---

* No Brasil, o Biobanco para Estudos do Envelhecimento da Faculdade de Medicina da Universidade de São Paulo coleta e estuda doações de cérebros de pessoas que morreram de causas naturais em São Paulo, mediante autorização da família, permitindo pesquisas sobre doenças neurodegenerativas e o envelhecimento humano. Atualmente não é possível solicitar a doação de um cérebro para a instituição. [N. da E.]

Para refletir...

Qual pequena ressignificação você pode fazer na sua jornada?

Conclusão

Pouco tempo atrás, Mabel queria que fizéssemos um encontro de mãe e filha para ver o musical *Hamilton*. Pensei: *Ah, não, um espetáculo de três horas?* Evelyn, sempre parecida com o pai, disse: "Três horas? Estou fora. Podem ir e divirtam-se", completou, lançando o característico sorriso sarcástico de Bruce para mim.

No início do meu relacionamento com Bruce, sabendo que eu não era muito fã da Broadway, combinamos que eu não iria a nenhum espetáculo que durasse mais de uma hora e meia. Ele dizia: "Fique só com os espetáculos de um ato, Em." Ainda assim, existem coisas que fazemos pelos filhos com prazer. Enquanto Mabel e eu nos acomodávamos nos assentos, expirei, grata pelo simples fato de poder ficar sentada ali durante três horas, sabendo que Bruce estava seguro e bem cuidado. Eu poderia descansar com calma. Desativei as notificações do Apple Watch, bloqueando temporariamente os alertas e lembretes ligados à nossa segunda casa, me permitindo estar totalmente presente com Mabel, que queria aquele tempo comigo. Não muito tempo atrás, momentos como esse eram impossíveis.

Curiosamente, olhei ao redor e vi outra cuidadora principal, que sigo no Instagram, também sentada na plateia. Ela tinha perdido a mãe para o Alzheimer havia pouco tempo, e eu fiquei me perguntando se ela também estava tentando recuperar partes da própria vida aos poucos.

Antes de me tornar cuidadora, eu não dava o devido valor a certas coisas; a facilidade da vida cotidiana, a espontaneidade e a liberdade de mergulhar totalmente no momento presente. Agora, como navegadora nesta jornada, vejo que o nosso mundo voltou a ter alguma cor. A reformulação está em reconhecer como as meninas e eu somos sortudas por recuperarmos até mesmo pequenas partes da nossa vida; não todas, mas o suficiente. E essas partes são vistas com muita alegria, gratidão e entusiasmo. Nossa vida nunca mais será a mesma, e, por mais que eu lamente essa experiência todos os dias, como sei que muitos outros cuidadores fazem, também posso ficar sentada aqui e dizer que somos melhores por isso.

Antes de ver *Hamilton*, eu gostaria que alguém tivesse me avisado que eu ia precisar de mais do que água e um lanche para sobreviver ao espetáculo; eu também ia precisar de um lenço de Bruce, porque chorei várias vezes. Felizmente, a mulher ao meu lado estava preparada e me ofereceu um lenço de papel enquanto chorávamos juntas. Algumas músicas me pegaram de jeito, mas a que me derrubou foi "Who Lives, Who Dies, Who Tells Your Story" [Quem vive, quem morre, quem conta a sua história, em tradução livre].

A canção final é uma reflexão sobre legado, memória e o impacto que a vida de uma pessoa pode ter durante muito tempo depois que ela se vai. A música explora a ideia de que mesmo grandes conquistas e vidas podem desaparecer, a menos que alguém decida ativamente preservar e compartilhar essas histórias. Depois da morte de Alexander Hamilton, a esposa dele, Eliza, assume o papel de contadora de histórias, se dedicando a preservar o legado dele, construir instituições e defender as causas em que ele acreditava.

Isso me fez pensar nos cuidadores. Essa poderia ser a nossa música-tema? Carregamos as histórias dos nossos entes queridos, nos tornando a voz deles quando não podem mais compartilhar a própria história. Assim como Eliza Hamilton deu um passo à frente para preservar o legado de Alexander, os cuidadores assumem esse espaço, garantindo que a essência de quem a nossa pessoa amada era não seja apagada nem reduzida apenas à doença.

A frase: *quem conta a sua história?* ficou ecoando na minha mente muito depois que a cortina se fechou. Como cuidadores, nos fazemos a mesma pergunta. *Estamos fazendo o suficiente? Estamos honrando adequadamente o nosso ente querido?* Não lidamos apenas com consultas, medicamentos e rotinas. Nós nos agarramos a lembranças, salvaguardamos a dignidade dos nossos entes queridos e protegemos ferozmente quem eles eram antes da demência.

A história de Bruce vai continuar. O legado dele vai continuar vivo por meio da nossa família, de seu trabalho no cinema e na música e das milhões de vidas que tocou. Mas acredito que ele está deixando algo ainda mais profundo, algo que vai repercutir muito além de Hollywood. A jornada dele está moldando a conversa em torno da DFT, da demência e dos cuidados, mudando a narrativa de um jeito que espero que suavize a experiência de outras pessoas que trilham esse caminho.

Eu sei que o legado do Bruce não vai se resumir à arte que ele criou, vai incluir também como ele amou e como esse amor continua por meio de nós. E, enquanto eu estava sentada no teatro, com Mabel ao meu lado, percebi que não estou contando apenas a história dele. Assim como Eliza, estou comprometida em continuá-la.

Não importa em que ponto você esteja nesta jornada, saiba que a cor *vai* retornar. Pode não parecer igual, mas vai ser bonito de outra maneira. Parabenize a si mesmo pelo trabalho que está fazendo, um dos trabalhos mais difíceis do mundo. Seu ente querido ficaria orgulhoso. Não só pelo cuidado que você prestou, mas pela maneira como você o honra continuando a contar a história dele e pela forma como está escolhendo cuidar de si mesmo.

AGRADECIMENTOS

Quando comecei a escrever estes agradecimentos, logo percebi que seria uma tarefa difícil. A verdade é que não quero deixar ninguém de fora. A nossa família tem sido muito amada por amigos de longa data, familiares e pelas pessoas incríveis que eu trouxe para o nosso círculo para ajudar a nos apoiar e que agora parecem uma extensão da família. Nossa aldeia nos abraçou. Eles querem saber como está Bruce, apoiam as nossas filhas e me apoiam. Sou eternamente grata a cada uma dessas pessoas.

Em primeiro lugar, quero agradecer ao meu marido, Bruce.

Ainda não consigo acreditar que este é o livro que acabei escrevendo nem que esta é a vida em que tive que me tornar especialista em cuidados. Algo nisso parece profundamente trágico. A doença de Bruce mudou tudo. E, no entanto, desse luto e dessa confusão mental veio algo que transformou a minha essência.

Como você agradece à pessoa cuja luta moldou tão profundamente o seu caminho? Eu odeio isso por ele. Eu mudaria tudo em um piscar de olhos. Mas não posso e, minha nossa, como eu tentei. Por isso tenho que viver com a minha realidade e encontrar a beleza que há nisso.

Sou grata por Bruce ter entrado na minha vida. Ele me transformou em um ser humano melhor, mais empático. E eu o amo muito profundamente por quem ele é agora, por quem ele era e por tudo que ainda somos juntos.

À minha mãe, Zorina: você sempre me mostrou o que significa se importar profundamente e estar disponível para as pessoas que ama. Sua força e graciosidade foram minhas maiores professoras. Sou muito grata por podermos estar juntas nesta vida. Obrigada por ser a minha base, por estar disponível para as suas netas e o seu genro, que sempre sentiram uma conexão amorosa com você. Te amo, mãe.

Às minhas filhas, Mabel e Evelyn: obrigada por me apoiarem no esforço para ajudar os outros, mesmo quando isso significava que eu tinha menos tempo livre para estarmos juntas. Vocês entenderam a importância do que eu estava tentando fazer e me incentivaram a continuar, me lembraram de ser vulnerável e sempre permanecer na verdade. Quando vocês diziam: "Mãe, isso vai ajudar as pessoas", era tudo que eu precisava ouvir para continuar a caminhada. Amo muito vocês duas.

Às minhas enteadas, Rumer, Scout e Tallulah: vocês são puro amor. Tê-las por perto é um privilégio. Vocês estão disponíveis para mim e suas irmãs mais novas de um jeito muito bonito e puro. Tenho muita sorte de conhecê-las e ainda mais sorte de chamá-las de família. Obrigada por todo o amor, incentivo e apoio que me dão. Eu adoro vocês.

A Demi: você sempre foi um exemplo para mim, uma pessoa confiável e sincera. Sou infinitamente grata pela maneira como reimaginou e redefiniu como uma família pode ser. O que você e Bruce criaram foi a base para todos nós... e nos preparou para o sucesso. Obrigada.

À família de Bruce. À minha sogra, Marlena: obrigada por oferecer seu amor e apoio constantes. Para David e Flo: tenho sorte de os chamar de cunhado e cunhada. A bondade e o cuidado que vocês, seus cônjuges e seus filhos exalam é algo que todos sentimos e apreciamos de verdade. E aos primos e à família estendida de Bruce — Marci, Nita, Sharon, Ed e Ronna —, obrigada por continuarem apoiando Bruce. Isso aquece o meu coração mais do que consigo expressar em palavras.

À equipe principal de Bruce: Stephen Eads, que tem sido nossa base em todas as situações, eu não poderia ter feito tanta coisa sem o seu cuidado e apoio a Bruce e à nossa família. E a Lori A., Glenn C., John C., David G., Doug H., Robert e Beth K., Bruce e Sue Ann L., Kevin e Rose M., Johnny M., John M., M. Night S., Sheri S., Chris S., Lori S., Adam P., Gunnar P., Arnold R., Hunter R. e Stuart W.: seu amor por Bruce e a maneira como vocês têm sido uma fonte de apoio para a nossa família é um dos maiores presentes que já testemunhei. Obrigado por estarem presentes de maneiras importantes e simples. Sentimos cada pedacinho.

Aos meus agentes literários, Mollie Glick e Anthony Mattero: obrigada por acreditarem em mim e reconhecerem que eu tinha algo a dizer, mesmo antes que eu conseguisse ver completamente. Escrever um livro nunca foi algo com que sonhei nem tinha na minha lista de coisas a fazer antes de morrer, mas acabou sendo uma das experiências mais gratificantes da minha vida. Obrigada por me guiarem em todas as etapas desta nova jornada. Foi um privilégio fazer isso com vocês.

A Maria Shriver: minha mentora, amiga e fonte diária de inspiração. Você acreditou e confiou em mim para pegar uma ideia abstrata e transformá-la em algo real. Escrever este livro me trouxe cura de maneiras que eu não esperava, e serei eternamente grata pela tábua de salvação que você me ofereceu.

Às minhas editoras na The Open Field, Meg Leder e Nina Rodríguez-Marty: obrigada pelo cuidado, pela consideração e pela maneira como colocaram o coração em cada página. Seus comentários, ideias e edições ajudaram a moldar este livro para transformá-lo exatamente no que ele precisava ser: um guia para cuidar do cuidador. Eu amei trabalhar com vocês duas e gostaria de poder escrever mais dez livros só para continuar com vocês.

À minha colaboradora, Michele Bender: a pessoa com quem tive o privilégio de passar mais tempo durante esta jornada. Desde o primeiro dia, você defendeu este livro e seu propósito com um compromisso inabalável. Você foi minha incentivadora, minha parceira e minha mão firme quando encontrei a minha voz e a minha coragem como escritora iniciante. Sempre me senti vista e apoiada por você. Adorei o fato de estarmos sincronizadas, de trabalharmos juntas de maneira tranquila. Sua dedicação ajudou este livro a criar raízes e a florescer, se tornando *O rumo inesperado*. Obrigada, Michele.

A Norman Jean Roy: obrigada por capturar a nossa família com tanta beleza e ternura em todas as fases da vida. A foto da capa não é exceção; é outro reflexo impressionante do seu dom. Sou muito grata por você, Jojo, e suas meninas, que nasceram na mesma época que as nossas. Saber que o seu trabalho embeleza a capa deste livro o torna ainda mais doce. Amamos muito você.

Eu me sinto muito abençoada por ter meu círculo de conselheiros de negócios confiável e por ter herdado os de Bruce, que cuidam de nós e nos protegem com unhas e dentes. Sua lealdade e seu compromisso são tudo.

A Ben Rubinfeld: obrigada por cuidar de mim durante este processo e além e pela sua orientação constante. A Marty Singer: obrigada por ser o buldogue que você é e uma fonte constante de força e proteção. A Paul Zukowsky: você tem sido mais do que um empresário durante mais de 25 anos; você se tornou alguém a quem eu recorro em busca de orientação para todas as áreas da minha vida. Sou muito grata por conhecê-lo. Você é família. Sara S., Jessica S., Tracy S., Jessica M. e o restante da equipe da ML Management: seu trabalho e sua dedicação à nossa família nunca passaram despercebidos.

A Lauren Kucerak, minha relações-públicas e amiga há 25 anos: você tem sido uma protetora feroz e minha maior apoiadora, sempre me impulsionando e acreditando em mim. Sou extremamente grata a você.

A Sam Mast, relações-públicas de Bruce há muito tempo: obrigada por segurar a mão da nossa família durante todo esse processo. Você tem sido uma presença constante e um exemplo, sempre priorizando a proteção de Bruce. Agradeço todos os dias por você estar na nossa vida. A Alan Nierob por cuidar de nós. Obrigada pela sua orientação e ajuda. E eu preciso dedicar um tempo a Paul Bloch: você foi o maior protetor e amigo de Bruce desde o primeiro dia. Eu gostaria que ainda estivesse aqui caminhando ao nosso lado e nos guiando. Paul, sentimos muito a sua falta.

A Kathy Gordon: obrigada pela sua experiência e estratégia para colocar este livro nas mãos certas. Sua orientação cuidadosa e defesa incansável foram fundamentais para ajudar esta mensagem a alcançar o maior número possível de pessoas. Sou profundamente grata pelo seu compromisso e por você acreditar neste trabalho.

À equipe da The Open Field: Brian Tart, Allison Dobson, Shelby Meizlik, Anna Brill, Jason Ramirez, Bridget Gilleran, Anna Dobbin, Nick Michal e Susan VanHecke, é uma honra estar nas mãos profissionais e capazes de todos vocês.

À equipe da CAA: vocês são mais do que incríveis. Gostaria de agradecer a Bianca Petcu pela sua orientação jurídica. A Agnès Rigou, por ajudar a viabilizar as traduções do livro para outros idiomas, de modo que ele possa alcançar cuidadores do mundo todo. E a Via Romano e Sydney Shiffman pelo seu profissionalismo e apoio.

Aos meus amigos e à minha comunidade, que me ofereceram apoio, estiveram disponíveis para ouvir, me deixaram chorar, riram comigo, nos visitaram, me incentivaram e seguraram a minha mão, obrigada por estarem disponíveis e presentes para mim e minha família: Ricky A., Mary Jo B., Jill C., Jody C., Dennis C., Ingrid C., Helen e Tim C., Kerry e Pete C. e seus doces meninos por manterem o Sr. Bruce e a nossa família nas suas orações, Allison e Keith C., Serene C., Patti D., Nancy E., Stevee Jo E., Britta F., Anne F., Amanda G., Brandi G., Franne G., Melisa e Alan G., Mike G., Patti H., Red H., Linde J., Ali K., Donna K., Michael K., Anne Cutbill L., Quoc M., Kathleen M., Mary Louise P., Tracy P., Keith R., Sujean R., Jane R., Laura S., Chelsea S., Abby S., Allyn S., Dr. S., Bita T., Carmela T., Kristen e Josh T. e Juliya e Ari S. Aos funcionários da Village School, que sempre tiveram um olhar atento para as nossas meninas, e também a Annie B., Yvette D., John E. e Kathy S.

À minha família da AFTD e especialmente àqueles que acolheram a mim e à nossa família quando mais precisávamos.

A Susan Dickinson, que percebeu a situação complicada antes mesmo que eu soubesse o que estava acontecendo: seu amor e cuidado têm sido apoio constante. Obrigada por nos oferecer um lugar seguro para pousar e a segurança de que tanto precisávamos nesta jornada. Eu admiro você e tudo que você continua fazendo pela comunidade da DFT.

A Ben Freeman, que me ajudou a encontrar equilíbrio naqueles primeiros dias trêmulos, em que eu nem sabia se tinha uma voz forte o suficiente para falar: obrigada por me ajudar a começar a usá-la.

A Kristin Holloway, minha primeira conexão com outra família de DFT que estava em um caminho semelhante, com um filho pequeno: você abriu os meus olhos para a possibilidade de diferentes caminhos de cuidado e me lembrou que é possível criar filhos pequenos com graça e força em meio a tudo isso. Obrigada.

A Sharon Denny, que tem um coração generoso e gentil com o qual tive o privilégio de aprender: é um presente testemunhar o apoio e a compaixão que você oferece não apenas a mim e à nossa família, mas a toda a nossa comunidade da DFT. Obrigada.

A David Pfeifer, que compartilhou generosamente sua história de cuidados enquanto criava os filhos: obrigada por estar sempre à distância de uma ligação ou mensagem de texto.

A Gail Andersen, que nos procurou naqueles primeiros dias: ouvir como você percorreu esse caminho enquanto criava seus filhos me deu força e esperança de que as minhas meninas também iam ficar bem.

A Meghan Buzby, Penny Dacks, Bridget Graham, Esther Kane, PJ Lepp, Kathy Newhouse Mele, Don Newhouse, Matthew Sharp e Phillip Weichel: obrigada pelas maneiras como cada um de vocês esteve presente.

À senadora Michelle Hinchey: obrigada pela conscientização e atenção que você proporcionou à DFT e pelo incrível trabalho que fez em Nova York. Vê-la defender uma mudança real tem sido muito emocionante e inspirador. Sua liderança me dá esperança e me encorajou a usar a minha voz.

A Elizabeth Ashford: obrigada por me ajudar a encontrar a minha voz de ativista. Você teve a paciência de me ensinar sobre política e legislação, tudo que devo ter perdido no quinto ano da escola! Espero que consiga ouvir os ecos da sua voz nestas páginas. Você me moldou mais do que imagina.

A Sara M.: você fez de tudo para Bruce e a nossa família, várias e várias vezes. Acima de tudo, você me ajudou a voltar ao meu papel de esposa de Bruce. Sou eternamente grata a você.

À nossa equipe de gestão de saúde privada: Megan G., Kristin L., Zoe M. e Jimmy W.: obrigada por fazerem parte da equipe dos sonhos que devolveu a estabilidade à nossa vida. Vocês nos cercaram com o nível de cuidados de que precisávamos para seguir em frente.

Ao Motion Picture & Television Fund: obrigada por darem a Bruce e a mim um lugar seguro para pousar enquanto eu navego pelo belo e complexo mundo dos cuidados paliativos. Minha sincera gratidão a Angela C., Jessica C., Anne F., Linda H., Daniel K., Tiffany L., Arthur R., Wilson W. e Veronica Z.

À equipe que cerca a nossa família de amor e apoio inabalável: Grant A., Dr. Linus A., Jun A., Alfredo M., Rachel A., Megan A., Veronica B., Victor B. junto com Fergus e Frodo, Dr. Zachary B., Alyssa C., Dr. Anthony C., Danielle C., Dr. Marvin C., Curtis C., Kate C., Josh

D., Michele E., Dylan F., Mateo F., Kirk G., Dr. Jeffery G., Ryan G., Yesenia G., Andrew H., Barbara H., Lety H., Linda H., Suzannah H., Dr. Richard I., Dr. Sheldon J., Tara J., Jay K., Mihae K., Dra. Sarah K., Ana M., Dr. Bruce M., Bobo M., Dr. David M., Ezekiel M., Dr. Mario M., Ryan M., Gabby M., Dr. John O., Chris P., Nissa P., Ruthie P., Dr. Chris R., Erica R., Anthony S., Dr. Abdi S., Dave S., Raja S., Teepa S., Wendy S., Ursula T., Heidi W., November W., Dra. Sherry Y., Veronica V. e a incrível equipe de conselheiros e provedores médicos de Bruce.

A todos os colaboradores e especialistas que emprestaram sua voz e sabedoria a este livro: obrigada por me guiarem e por iluminarem o caminho para o próximo cuidador que vier. Um agradecimento especial também a Polly L. e Anil V. pela presença constante.

A você, que está lendo este livro: obrigada por confiar o seu tempo a mim. Espero que algo nestas páginas tenha lhe oferecido conforto, clareza ou companheirismo. Escrever este livro me ajudou a curar partes da minha jornada, e minha esperança é que a leitura faça o mesmo por você. Encontre tempo.

E aos incríveis e inabaláveis fãs de Bruce: obrigada por amá-lo, por mantê-lo vivo em seu coração e por manterem a nossa família em suas orações. Testemunhar a profundidade do amor e da admiração por ele tem sido profundamente comovente. É um presente que significa muito para mim e para ele.

RECURSOS DISPONÍVEIS NO BRASIL

A seguir você encontra alguns recursos disponíveis para pessoas com doença de Alzheimer, outras formas de demência e seus cuidadores no Brasil. Todas as informações desta seção foram incluídas pela Editora Best Seller com o objetivo de auxiliar os leitores da edição brasileira de *O rumo inesperado* a encontrar orientação.

A seleção das organizações foi realizada com base em fontes públicas disponíveis na internet até a data do último acesso e consultas a instituições voltadas ao cuidado de pessoas com demência. Recomendamos que cada leitor realize as próprias buscas, já que a área de cuidados com doenças neurológicas está em constante evolução, e novos recursos podem estar disponíveis no momento da leitura.

No Brasil, há uma política nacional de apoio à doença de Alzheimer e outras demências.

Foi sancionada, no dia 4 de junho de 2024, a Lei nº 14.878, que instituiu a Política Nacional de Cuidado Integral às Pessoas com Doença de Alzheimer e Outras Demências. O texto traz princípios e diretrizes para o tratamento da doença e determina que o Ministério da Saúde desenvolva campanhas de orientação e conscientização em clínicas, hospitais públicos e privados, postos de saúde, unidades básicas de saúde e unidades de pronto atendimento.
Fonte: Agência Senado.
https://www12.senado.leg.br/noticias/infomaterias/2024/06/brasil-agora-tem-politica-nacional-para-alzheimer-e-outras-demencias

Diagnóstico e medicamentos no SUS
É importante salientar que, se houver suspeita ou identificação de sintomas de memória ou dificuldades na formulação de fala e pensamento,

a recomendação é levar o paciente a uma Unidade de Atenção Primária à Saúde (Posto de Saúde, Unidade Básica de Saúde) para determinar a causa.

O Sistema Único de Saúde oferece medicamentos para o tratamento da doença de Alzheimer gratuitamente, tanto em casos leves, moderados ou graves, de acordo com recomendação médica. Além disso, oferece um serviço de acompanhamento para o paciente saber o progresso da doença.
https://www.gov.br/saude/pt-br/assuntos/saude-de-a-a-z/a/alzheimer

Como apoiar familiares e cuidadores de pessoas que vivem com demência?
A Federação Brasileira das Associações de Alzheimer (Febraz) oferece um curso para cuidadores remunerados e não remunerados, on-line e gratuito, certificado pela Universidade Estadual de Londrina, o Programa Zelar.
https://zelar.febraz.org.br/

O Instituto Alzheimer Brasil oferece uma seção específica com conteúdos e orientações práticas para cuidadores de pessoas com Alzheimer e outras demências.
https://www.institutoalzheimerbrasil.org.br/cuidador

O site do Instituto Não Me Esqueças traz orientações práticas e sensíveis sobre como lidar quando a pessoa diagnosticada resiste em receber ajuda e oferece dicas para tornar a rotina de cuidados mais leve, eficiente e respeitosa, tanto para os cuidadores quanto para as pessoas cuidadas.
https://naomeesquecas.org.br/facilitando-a-rotina-de-cuidados/
https://naomeesquecas.org.br/como-ajudar-as-pessoas-a-aceitar-ajuda-e-apoio/

Grupos de apoio para cuidadores
A Febraz criou o Mapa do Cuidado, uma plataforma colaborativa que mapeia e divulga serviços gratuitos por todo o Brasil destinados a pessoas com Alzheimer e outras demências e seus cuidadores, oferecidos por ONGs, Universidades e iniciativas públicas.
https://febraz.org.br/mapa-do-cuidado/

Este livro foi composto na tipografia Minion Pro,
em corpo 11,5/14,8, e impresso em
papel off-white no Sistema Cameron da
Divisão Gráfica da Distribuidora Record.